早稲田教育叢書 24

高次脳機能の障害心理学

―― 神経心理学的症状とリハビリテーション・アプローチ ――

坂爪 一幸

著

学文社

序

　本書は脳に損傷を受けた場合に生起する「心」の変化に対する理解と対応について概説したものである。脳損傷後にみられる「心」の活動の変化は，神経心理学的症状あるいは高次脳機能障害と称されている。これらのさまざまな症状や障害は，心理学が研究対象にする「心」の存在を理解するための重要な手がかりを与えてくれる。また，不幸にして脳損傷のために，これらの症状や障害を負った方々の回復や適応への様子は，「心」の形成を理解する貴重な姿をみせてくれる。

　著者は，「心」の科学的研究の方法論に制約されてきた伝統的な実験心理学には，生きている「心」の不在を不満に感じてきた。また「心」の解釈的研究に偏向してきた従来の臨床心理学には，「心」の不可解さと曖昧さの強さに躊躇してきた。そのような著者にとって，神経心理学的症状（高次脳機能障害）は，「心」の自然現象としての存在性と生きている実存性とを明瞭に示してくれるものであった。さらに，それらの症状や障害へのリハビリテーションを通じて，「心」の可能態や適応性を知ることができた。著者にとってこれらは，「心」を考え，心理学の究極の目標のひとつである「自らを知る」ための貴重な経験であった。

　本書の題名「高次脳機能の障害心理学」には，より心理学的な観点から，神経心理学的症状（高次脳機能障害）を考えてみたいという願いが込められている。つまり，脳損傷に起因する神経心理学的症状（高次脳機能障害）は，脳損傷に伴って生起した自然現象である。そのような現象の科学的な解析によって「心」の構成要素や機序を理解するだけでなく，神経心理学的症状（高次脳機能障害）をもつ「者（人間）」としての実存的な問題（たとえば苦悩）が存在することを忘れてはならないという自戒が込められている。

　本書は，認知システムの障害を主な対象にしたが，神経心理学や高次脳機能障害学の対象には，感情システムや意欲システムの障害も含まれる。これらに

ついては，本書では取り扱うことができなかった。また発達神経心理学的症状（発達性高次脳機能障害）も省略せざるを得なかった。発達障害への理解と対応には，成人の神経心理学や高次脳機能障害学の知識が不可欠である。この逆もまた真である。これらも，「心」の理解と対応にとって，非常に重要な問題である。今後機会があれば何らかの形で著したい。これらの領域に関心をもつ方々や実際に仕事に携わっている方々に，本書が少しでも参考になれば幸いである。

　最後に，リハビリテーションセンターで出会った脳損傷の患者さんたち，また療育センターや発達健診（相談）や特別支援学校で出会った発達障害の子どもさんや生徒さんたち，そしてご家族や関係者の方々からは，多くの貴重な学びの機会をいただきました。心から感謝を捧げたいと思います。

2007年1月

坂爪　一幸

目　次

序 ——————————————————————————————— i

第1章　心理学的方法論 ——————————————————————— 1
　Ⅰ．心理学の目標と方法と領域　1
　Ⅱ．実験系心理学　5
　Ⅲ．臨床系心理学　9
　Ⅳ．神経心理学　12
　Ⅴ．実験系，臨床系，および神経心理学の関係と治療法　15
　Ⅵ．リハビリテーション心理学　21

第2章　「障害」と「治療」の意味 ——————————————————— 29
　Ⅰ．人間存在と人間観　29
　Ⅱ．人間存在とリハビリテーション　32
　Ⅲ．「健常」と「障害」の判断規準　34
　Ⅳ．「障害」の治療と矛盾　36
　Ⅴ．「治療」対象の判断規準　38
　Ⅵ．「治療」の方向と範囲　39
　Ⅶ．「自由性」の障害　41
　Ⅷ．脳損傷患者における「自由性」の障害　43
　Ⅸ．「自由性」の障害と「責任能力」　45
　Ⅹ．「障害受容」と「責任能力」　47
　Ⅺ．リハビリテーションにおける「治療」観　50
　Ⅻ．結　語　52

第3章　認知システムの障害と援助 ──────────── 55
　　Ⅰ．認知システムの枠組み　55
　　Ⅱ．言語システムの障害　62
　　Ⅲ．知覚・認知システムの障害　74
　　Ⅳ．行為システムの障害　92
　　Ⅴ．記憶システムの障害　105
　　Ⅵ．注意システムの障害　118
　　Ⅶ．制御システムの障害　135
　　Ⅷ．知能システムの障害　145
　　Ⅸ．高次脳機能（認知システム）の障害のケア　157

第4章　学習システムの障害と援助 ──────────── 181
　　Ⅰ．「微視」的治療介入と「巨視」的治療介入　181
　　Ⅱ．生物の適応形態と学習型　182
　　Ⅲ．記憶障害，遂行機能障害，感情障害と学習　187
　　Ⅳ．学習の変調と感情反応の発生　192
　　Ⅴ．適応行動の減少と問題行動の発現と増加　196
　　Ⅵ．問題行動の出現の優位性と欲求の階層理論　198
　　Ⅶ．学習システムからみた対策　199
　　Ⅷ．リハビリテーションと学習システム　203

後　　　記 ─────────────────────── 208
索　　　引 ─────────────────────── 209

第1章

心理学的方法論

I．心理学の目標と方法と領域

1．人間と環境の関係

　心理学は人間を対象にする。人間は単独では存在しえない。環境と絶えず相互に作用し合って存在している。このような人間と環境との相互作用という点から心理学をみた場合，心理学は人間と物理世界との相互作用，また人間と人間世界（社会）との相互作用を研究対象にしているともいえる。

　人間と環境との相互作用の仕方は次のように分けてとらえることができる（図1-1参照）。① すべての人間に共通する相互作用の仕方（共通性），② 各個人特有の相互作用の仕方（個別性），そして ③ 他者との相互作用の仕方（関係性）である。これらの相互作用の仕方は，別なとらえ方をすれば，人間の有するさまざまな機能や能力として理解することができる。つまり人間の機能や能力は，① 生得的に決定され万人に共通している物理・生物的な機能や能力，② 経験によって獲得され各個人による違いが大きい個性的な機能や能力，そしてそれらの機能や能力を有している人間が，③ 他者や集団などの人間環境との間に示す社会的な機能や能力，以上に分けて理解することが可能である。

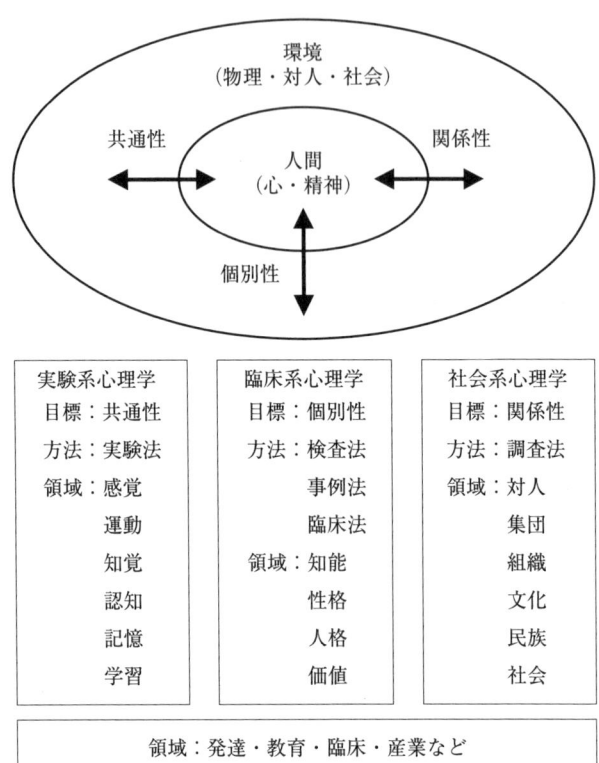

図1-1　各心理学の目標と方法と領域

2．人間存在の階層性と認識方法

　人間の機能や能力の理解は，人間をどのような視点からとらえるかという人間観とその認識方法にも関係している。人間は次のような階層的な存在として理解することができる（図1-2参照）。

　第一に，人間は他の自然物と同じように物理的な存在であるとみなすことができる。人間を極限にまで分解し還元すれば物質に至る。人間の身体は原子や分子といった物質から構成されている。このような物質の構成単位がもつ特性

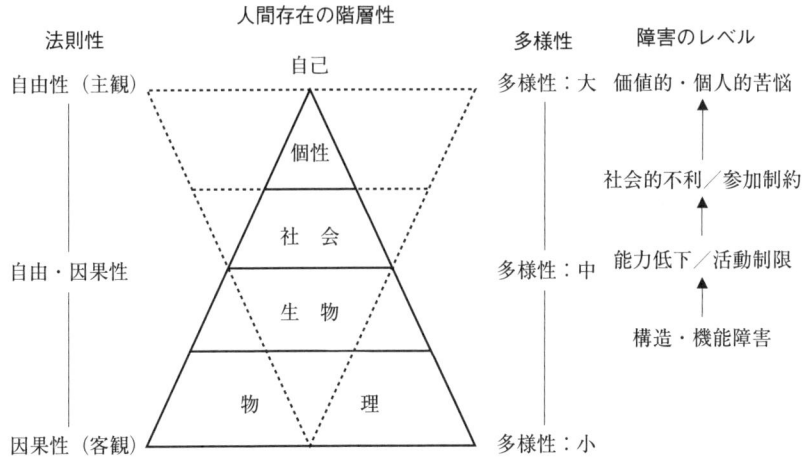

図1-2　人間存在と法則性，多様性，および障害のレベル
出所）坂爪一幸：「障害」と「治療」の意味―障害・リハビリテーション心理学の視点から．『学術研究（早稲田大学教育学部研究紀要）；教育心理学編』，51：29-47，2003を一部改変して引用

や性質から人間を理解する視点は，人間を物理的存在とみなして，自然界（物質の世界）に存在する規則性（物理学的な法則性）を人間にも適用しようとする。これは物理学的な認識方法に基づいて人間を理解しようとする立場といえる。

　第二に，人間は生物的存在であると考えることができる。人間は物質から構成されてはいるが，石や鉄などの無機物とは違い，生命をもち自ら活動する存在でもある。外界から栄養物を摂取し，消化・吸収し，排泄して自身を維持している。外界の刺激を感知し，処理し，適応的に行動している。また生殖によって子孫（種）を維持する。さらに獲得した行動（知識）を次世代に伝達している。このように物質とは異なる特徴をもっている。このような特徴は質的にまた量的に異なるであろうが，他の生物にも共通してみられる特徴でもある。したがって他の生物との共通点や差異点の比較という生物学的な認識方法で人間をみることもできる。これは人間を生物的存在という視点から理解することになる。

第三に，人間は社会的存在であると考えることができる。人間は一個の生物体として生存しているだけではない。他の個体と集団を形成して，他の個体との関係のなかで活動する存在でもある。たとえば夫婦，親子，家族，地域，国など，他者や他民族などと関係をもって生活している。このような個体の所属する集団や社会における特徴の共通点や差異点の比較から人間をみることもできる。つまり社会学的な認識方法によって人間を把握することになる。これは人間を社会的存在という視点から理解することになる。

　第四に，人間は個性的存在であると考えることができる。人間は物質から構成され，生物として生存し，そして他者と社会的関係を築いて活動している存在である。しかしその一方で，他者とは異なる存在でもある。たとえば外見，性格，知能，思考，行動パターンなど，各個人固有の特徴すなわち個性をもつ存在でもある。このように，人間を他者との違い（個別性）からみる差異心理学的な認識方法も存在する。これは人間を個性的存在として理解する視点といえる。

　最後に，人間は価値的存在であると考えることができる。人間は自分自身でものの見方や考え方，さらには生き方などを選択し決定し形成していく存在でもある。そして自分自身の可能性を最大限に追求し，存在意味を絶えず自身に問いかけ，唯一無二の価値を追求し形成する存在でもある。これは人間を自己的存在として理解する視点といえる。ここでは主に哲学的な認識方法が適用されることになる。

3．人間の階層性と心理学

　以上のような人間を階層的な存在として理解する視点と心理学との関係を整理すれば，次のようになる（図1-1参照）。

　物理的または生物的な視点からの人間理解は，心理学では主に実験系の心理学が採用してきた立場である。実験系心理学は，人間と環境との相互作用にみられる普遍的な規則性を明らかにすることを目的にしている。そのための方法

として，自然科学的な認識方法すなわち実証的で客観的な研究方法である実験法を研究手段にしている。このような実験系心理学の具体的な研究領域としては，感覚，知覚，認知，運動，記憶，感情，学習などがあげられる。

　個性的または価値的な視点からの人間理解は，主に臨床系の心理学で採用されてきた。人間と環境との間に存在する各個人固有の特徴的な相互作用を明らかにしようとする。他者との差異，言い換えれば個人の特殊性を理解することを目的にしている。主な研究方法としては，検査法，事例法，臨床法などを研究手段にしている。このような臨床系心理学が対象にしている研究領域としては，知能，性格，人格，そして価値などがある。

　社会的な存在としての人間理解を目的にした心理学には，社会系の心理学がある。人間にとって，対人間関係は，対物関係とは異なる意味合いと独特の重要性をもっている。社会系心理学は，このような対人間環境のなかで示すさまざまな特徴的な関係性を解明することを目的にする。対人間環境としては，個人対個人，個人対集団，集団対集団などがあるが，それらの間に存在する特有の関係性を理解するために，調査法を主な研究手段として採用している。社会系心理学が対象とする領域には，対人，集団，産業，組織，文化，民族，そして社会などがある。

　心理学にはさらに，発達や教育や臨床（狭義）などに代表されるような実験系，臨床系，そして社会系の各心理学の対象や方法にまたがる研究領域もある。

　これらの心理学の領域のうち，リハビリテーション心理学に特に関係の深い実験系心理学と臨床系心理学について，その研究対象と方法を述べてみる。

II．実験系心理学

1．意識主義心理学

　心理学，特に実験系心理学の歴史はドイツのブント（Wundt, W.）に始まる。ブントは生理学を学んだ後に，哲学の教授としてライプチッヒ大学に赴任し，

1879年に心理学実験室を創設した。この年が心理学の独立の年とされている。それまで心理学は哲学の一部として扱われており，人間の精神・心理に関する現象は哲学者によって研究されていた。精神・心理に関して哲学の用いた研究方法は個人的体験に基づく思弁的な方法であった。個人的体験による精神・心理現象の観察は偶然の機会による主観的な観察であり，客観的に観察した資料に基づいた知識の組織的な収集は不可能である。

19世紀になると物理学に代表される自然科学がめざましく発展した。自然界（物質界）の現象には規則性や法則性がみられることが明らかになり，それらの適用によって開発された技術が日常生活に大きな利便性をもたらすことが周知となった。自然現象を説明する原理の発見と日常生活への応用による技術の革新が，自然科学的な研究方法の有効性を実証し，自然科学の採用した研究方法を確実なものにした。

現象の自然科学的な研究方法は実験法（実験的観察法）である。実験法とは現象を客観的また組織的に観察して，現象が生起する条件や現象を規定する条件を特定し，さらに条件と現象との間に存在する因果（関数）関係を解明するための研究方法である。基本的には物理学が採用してきた研究方法であり，他の自然科学の規範となった研究方法である。

ブントは精神・心理現象の研究にこの実験法を採用した。その際，ブントは心理学の研究対象を対象者自身が直接経験できる「意識」に定めた。また心理学の研究目標として，①「意識」を構成する要素の同定，②「意識」の構成要素間の結合様式の決定，そして③「意識」の構成要素の結合に存在する法則の解明，以上をあげた。そして，「意識」を直接観察できるのは対象者自身以外にありえないため，心理学の研究方法は内観（自己観察）であると提唱した。ただしブントの主張する内観は日常的な"心の振り返り"ではなく，計画的に設定された実験条件下で生じた「意識」を自分自身で正確にまた冷静に観察し分析するというものである。このような立場に立ったブントの心理学は意識主義心理学，あるいは構成主義心理学とよばれている。このブントの主張した心理学は，ブントの下に集まった各国からの研究者を通じて世界に広まった。

ブントの採用した方法は研究対象こそ自然科学と異なるが，研究目標や研究方法は物理学と同様である。つまり物理学は現在まで物質の究極の構成要素（素粒子）の同定，構成要素間の結合条件の決定，そして結合の法則性の解明を目標にしている。現象の客観的で操作的な観察（実験）を通じて，現象を単純化（還元）し，さらに総合化（復元）して，そこに存在する規則性を見いだすという方法論では共通している。したがって，心理学の歴史は実験心理学から始まったといえる。

2．行動主義心理学

その後20世紀になると，本人以外は観察することができない「意識」を研究対象にする限り，心理学は客観性の高い自然科学にはなりえないという批判が起こった。この立場の代表はワトソン（Watson, J. B.）が提唱した行動主義（behaviorism）である。行動主義心理学は，「意識」は主観的な現象であり，公共性がなく，客観性や実証性を重んじる科学的な研究の対象にはならないと考えた。心理学がそのような「意識」を対象にしている限り，心理学は科学になることはできないと主張した。そこで「心」は観察することが不可能なブラック・ボックス（black box）であるとして，科学的な心理学の研究対象にすることを否定した。代わりに，誰もが観察することができる「行動」を心理学の研究対象にすることを提唱した。そして，研究者が直接観察でき，また操作することが可能な刺激と行動（反応）との間の関係（規則性）を明らかにすることが心理学の研究課題であると主張した。したがってワトソンにとって，心理学の目標は「行動」の予測と制御であった。

行動主義心理学の考え方は心理学の研究対象の範囲を飛躍的に拡大した。「意識」を内観によって観察し報告して記録する場合，「意識」を内観によって自己観察することができない者や言語報告ができない者は対象にならない。たとえば自己観察力や言語が未発達な幼児や，言語障害のある者，知的障害のある者，そして動物などは研究の対象にできない。しかし「行動」を研究対象に

すれば，それらの制約から解き放たれることになる。

　その後，行動主義心理学は人間の示すさまざまな複雑で高次の行動を刺激と反応の関係によってうまく説明することができなくなり，行き詰まりをみせた。そのために，「行動」を説明するための概念としての行動主義心理学は衰退した。しかし行動主義心理学が提唱した研究の方法（図式）は現在まで用いられている。つまり，研究者が直接に操作と測定ができる刺激と行動（反応）の客観的な観察から，刺激と行動（反応）の関係を可能な限りうまく説明できるモデルを構築する方法として，言い換えれば行動主義心理学がブラック・ボックスとした「心」の中身を構築するための研究方法としての行動主義は，現在まで採用され続けている。

3．認知主義心理学

　20世紀後半になると認知主義（cognitivism）の勃興に伴って，行動主義心理学がブラック・ボックスとして触れることを避けてきた「心」の中身を直接考えようとする気運が高まった。この背景には情報処理科学と神経科学の発展による影響が大きい。情報処理科学からの影響は，「心」の働きを情報処理（コンピュータ）モデルで説明しようとする認知心理学が誕生した。認知心理学は「心」あるいは人間を一種の情報処理機構とみなしている。情報の入力・処理・出力までの一連の情報の処理や変換の過程を「心」の働きとして考えている。そして直接に観察と操作が可能な情報の入力と出力との関係を適切に説明できる処理・変換過程を間に想定した情報処理（コンピュータ）モデルを構築することを目的にしている。

　神経科学からの影響は，「心」の働きを神経（脳）モデルによって説明しようとする神経・生理心理学を発展させた。神経・生理心理学は人間の「心」の基盤は神経（脳）にあるとして，「心」の現象は神経活動の結果と考えている。人間の「心」の現象を説明する神経（脳）モデルを構築することを目的にしている。

「心」を情報処理（コンピュータ）モデル（数理モデルを含む）や神経（脳）モデルとして理解しようとする心理学は現在まで続いている。さらに最近ではこれらの二つの流れが融合して，認知神経科学や認知神経心理学などの領域が興ってきてもいる。

いずれにしても，想定している「心」に関するモデルの視点に違いはあるが，これらの実験系心理学の目標は，人間の精神・心理現象に存在する普遍的な法則性を客観的・実証的・自然科学的な方法（実験法）で解明しようとする点では共通している。

Ⅲ．臨床系心理学

臨床系の心理学の歴史はフロイト（Freud, S.）の神経症の治療に始まる精神分析学（psychoanalysys），ゴールトン（Galton, F.）の個人差の測定に始まる差異心理学（differential psychology），そしてビネー（Binet, A.）の知能検査の開発に始まる心理検査法などからの影響を受けて発展してきたといえる。これらの研究者の概略から，臨床系心理学の目的や方法を以下に概観する。

1．精神分析学

ウィーンの精神科医フロイトは神経症，特にヒステリー患者を対象に神経症症状の発生と治療の機序の研究から精神分析学を創始した。フロイトが用いた方法はヒステリー患者という事例を，現在の症状だけでなく，過去の生育歴や生活歴を含めて徹底的に検討することであった。

事例の詳細な検討から神経症症状の理解と対応に関して，フロイトは次のように論理を展開していったと思われる。神経症の症状は身体的な原因から起きているものではない。原因が身体にない以上，精神の領域に原因を帰せざるをえない。しかし精神の領域にあるはずの原因に患者自身は気づいていない。そ

のために，神経症の原因を本人が直接経験可能な「意識」の領域におくことはできない。そこで精神には「意識」以外の領域すなわち「無意識」が存在し，神経症の発生原因は「無意識」にあると考えた。しかし，もし「意識」と「無意識」が相互に連絡を取り合っていれば，「無意識」にある原因は容易に本人に「意識」されるはずである。ところが実際には，患者は神経症の原因には気づいていない。そこで「意識」と「無意識」の間の相互連絡を妨げる障壁を想定した。そして「意識」と「無意識」間の障壁は自我の防衛のためであると存在を理由づけた。さらに，治療法は「無意識」に存在する原因を，患者に「意識」（自覚）させることであると考えた。「無意識」に存在する原因を探り出して患者に知らせるために，夢解釈や催眠や自由連想などの技法を用いた。

　以上のように，神経症の症状を理解して対応するために考えられた精神分析学の「心」のモデルは，その後は神経症症状の解釈のみならず，人間の日常的な行動や思考また人格の発達過程などを解釈して理解するために，一般化されて用いられた。そして精神医学や心理学だけでなく，文化人類学や文学や思想など他の領域にも大きな影響を与えたのは周知である。

2．差異心理学

　イギリスの心理学者ゴールトンは個人の違いに注目した。一般の実験系心理学はさまざまな精神・心理現象における普遍的な法則性を解明することを目的にしている。この場合，重要な資料は現象の共通要素（平均値）であり，個人差は現象の測定誤差として処理される。しかし個人の独自性という点からは，この個人差にこそ重要な心理学的意味が存在すると考えられる。ゴールトンの研究はこのような差異心理学的な見方の先駆となった。進化論で有名なダーウィン（Darwin, C. R.）を従兄にもつゴールトンは，進化論の影響を受けて，精神・心理的な特性の変異や遺伝の問題に関して数量的な研究を試みた。特に天才の家系研究で有名である。また人間の身体的な特徴や精神機能の個人差を測定して数量的に解析した。それらの研究過程において，回帰係数や相関係数

などの統計学的な手法や，感覚テストや運動テストなどのさまざまな心理学的測定法を開発し，その後の差異心理学の成立に大きな影響を与えた。

　人間の精神機能・能力を測定する道具（検査）の開発は，個人差の研究や臨床研究に大きな影響をもたらした。人間の精神機能・能力を測定する実用的な道具の始まりは，知能検査の開発である。知能検査を始めて開発したのは，フランスの心理学者ビネーである。ビネーは思考過程における個人差を実証的に検討することに関心があった。ビネーは，当時のパリ市の教育局から，学校の普通教育に適する子どもと適さない子どもとを見分ける方法の開発を依頼された。ビネーはシモン（Simon, T.）と共にその具体的な方法として，知能検査（ビネー・シモン知能測定尺度）を1905年に作成した。その後，この知能検査は各国に翻案されて広く利用されるようになった。

　知能検査の開発によって，それまでは抽象的に研究されていた知能について，具体的にまた実用的に測定できるものさし（尺度）ができあがったことになる。知能検査の開発は，知能という人間の高次な精神機能・能力を測定する可能性と実用性とを示してみせた。この成功が後に，人間の他の精神機能・能力の測定，たとえば性格や人格などにおける個人差の測定法の開発や多様な心理検査の開発と利用とに大きな影響を与えることになった。

3．人間性心理学

　以上のような歴史的流れのなかから，現在の臨床系の心理学が萌芽し成立し発展してきた。臨床系心理学には他にも，人間を機械的で環境に支配された存在とみなす行動主義心理学の人間観や，人間を「無意識」に支配された存在とみなす精神分析学の人間観に対立する人間観を強調する人間性心理学（humanistic psychology）がある。人間性心理学は人間の主体性や自由意志や独自性を重んじる。人間性心理学は，過去を重視した精神分析学とは反対に，自己成長といった未来を重視する心理学である。また環境を重視した行動主義心理学とは異なり，人間性心理学は人間の主体的な価値形成を重視する心理学でも

ある。人間性心理学は，精神的に健康な人間や自己実現を遂げた人間の生育歴や生活様式などを詳細に検討する事例法を採用している。人間の示す"マイナス"面の現象（神経症）から人間を理解しようとした精神分析学とは異なり，"プラス"面の現象（自己実現）から人間を理解しようする立場をとっている。人間性心理学の代表的な研究者には，欲求の階層説と自己実現欲求のマズロー（Maslow, A. H.）やクライエント中心療法のロジャーズ（Rogers, C. R.）などがいる。現在の臨床系心理学の重要な領域である心理療法では，カウンセリングが大きな位置を占めているが，このような人間性心理学の系譜や人間観が中核になっている。

これまで述べてきたように，臨床系心理学の研究対象や治療対象や方法には領域によって多少の違いはあっても，臨床系心理学が人間に存在する特殊性（個別性）の理解に関心があるという点では共通している。そしてその研究方法としては主に，特定の個人（事例）の行動・知能・性格・興味・生活歴・家庭環境などを徹底的に研究する事例法，臨床場面で種々の精神・心理過程を調べる臨床法，そして精神・心理機能や能力を一定の手続きにしたがって測定する検査法が用いられている。

Ⅳ．神経心理学

リハビリテーション心理学において，神経心理学（neuropsychology）は特別な意味をもつ。神経心理学はリハビリテーション心理学を構成する重要な領域のひとつであると同時に，人間を広く扱うリハビリテーション心理学の基盤をなす心理学のひとつである。

神経心理学はこれまで述べてきた実験系心理学と臨床系心理学の両方の領域にまたがる。さらに心理学のみならず，神経学や精神医学や言語学などの他領域とも関連する学際的な色彩がきわめて強い独自の領域でもある。また神経心理学の研究方法には実験系と臨床系の両方の方法や，それらが融合した方法が用いられている。

以上の理由からここでは神経心理学について簡単に述べる。

1. 神経心理学の概略

神経心理学は脳と精神（心）との関連を研究する領域である。神経心理学は以前は臨床脳病理学と称されてもいたように，初期の頃は脳損傷患者を対象にして主に神経学や精神医学などの医学領域で研究されてきた。その後，心理学的な概念や知見や測定法や研究方法を取り入れて発展してきた。したがって現在の神経心理学は神経学，精神医学，そして心理学に基盤をおくが，言語学，工学など多くの他領域にも広く関連した学際的領域となっている。

神経心理学のこのような学際的特徴は，実際には比較的初期の頃からみられていた。神経心理学に大きな影響を与えてきた研究者を例にしていえば，心理学，神経学，精神医学など，複数の領域の知識を有している者が多かった。たとえば，大脳機能の全体論で有名なドイツの神経学者ゴールドシュタイン（Goldstein, K.）は心理学や精神医学にも通じていた。同じように，神経回路の細胞集成体理論で有名なカナダの心理学者ヘッブ（Hebb, D. O.）は神経学や神経生理学にも通じていた。大脳の機能系理論や脳損傷の治療理論で有名なロシアの心理学者ルリア（Luria, A. R.）は神経学，条件反射，欠陥学，そして発達心理学にも通じていた。神経心理学的症状の離断説で有名なアメリカの神経学者ゲシュヴィンド（Geshwind, N.）は心理学にも通じていた。

初期の頃の神経心理学的な研究の関心は，各領域の特徴を反映していた。神経学領域では脳の特定の領域の損傷と特定の機能の障害との関係（脳機能の局在性）に関心があった。精神医学領域では，神経疾患に起因する精神医学的な症状に関心があった。そして心理学領域では，症状や障害の心理学的な測定法や評価法に主な関心が向けられていた。

最近ではこのような特徴の違いはそれほど明確ではなくなってきている。たとえば心理学，特に認知心理学の影響を強く受けた認知神経心理学（cognitive neuropsychology）は，脳損傷の部位と症状との対応を重視するよりも，症状や

障害を一連の情報処理過程に生じた変調とみなしている。神経心理学は歴史的に神経学の影響が強いために症状や障害と脳損傷部位との関係を重視してきたが，認知神経心理学では脳損傷部位との関連よりも，さまざまな認知活動を支えている情報変換や情報操作の過程に生じた変調から，症状や障害を説明することに重点をおいている。

2．神経心理学の方法と役割

1）神経心理学の役割

　神経心理学の役割は歴史的に移り変わってきた。初めは，患者の示す症状や障害から脳損傷の存在の有無を推定することに重点があった。つまり器質性障害と心因性障害との鑑別が重要であった。その後，脳損傷部位の推定に重点が移行した。脳の特定の領域には特定の機能が存在するという脳の機能局在論を背景にして，症状から脳の損傷された部位を診断する神経局在的診断に関心がもたれた。そして最近では，医療技術や機器の進歩，および認知主義の拡大に伴って，神経心理学の役割は障害や症状の心理学的な構造分析へと変化してきている。特に，脳イメージング技術の発展によって，画像診断が飛躍的に進み，脳損傷の存在の確認や脳損傷部位の確定が容易になった。そのために，症状や障害から脳損傷の有無や脳損傷部位を推定するという伝統的な神経心理学の役割は薄れた。

　現在の神経心理学の主要な役割は，人間の精神・心理機能の理解と対応という方向に重点が変化してきている。特に脳損傷後に生じるさまざまな精神・心理機能の障害（神経心理学的症状あるいは高次脳機能障害）の診断と治療介入には，神経心理学的視点からの検査や評価，および治療介入法の策定と実践が不可欠である。対象とする精神・心理機能障害も範囲が拡大している。伝統的な失語・失認・失行といった言語機能や認知機能や行為機能の障害だけでなく，感情障害や意欲障害や人格障害など，従来は精神医学の領域で扱われていた症状や障害に対しても神経心理学的なアプローチが実施されている。

2）神経心理学の視点

このような歴史的経過のなかで，心理学の観点からいえば，神経心理学は「心」を構成する要素的な心理機能を分析的に理解する視点を提供してきた。言語・認知・記憶・注意などの各要素的心理機能は脳の構造と機能との関係から同定された心理機能である。つまり脳損傷患者が示す障害（症状）から抽出されたものであり，いわば脳という実体を伴う「心」の構成単位，あるいは「心」の構成単位を神経化したものともいえる。このような神経心理学の視点は，従来までの臨床心理学が漠然として取り扱ってきた「心」に対して，より明確な理論的および実用的視点を提供するものでもある。

臨床的には，神経心理学的検査や評価は，一般的な臨床心理学的検査や評価が対象にする「心」の基盤になる機能や能力を確認するものである。たとえば，言語性の知能検査や質問紙法による性格検査の実施には，言語機能の健全さが前提になる。非言語性の知能検査や投影法などでは，視覚認知機能の健全さが前提になる。言語機能や視覚認知機能が不全であるとき，それらを考慮した結果の解釈が必要になる。そのためには，言語機能や視覚認知機能など，各機能自体の個別的な検査や評価は本来不可欠である。

神経心理学的な検査や評価によって，症状や障害の存在を明確化し，次に症状や障害の構造を分析して障害機能や健常機能を同定した後には，それらに対する治療介入が必要になる。近年は，身体機能や能力の障害に対するリハビリテーションだけでなく，精神・心理機能や能力の障害に対するリハビリテーションも盛んになってきている。このような高次脳機能障害あるいは神経心理学的な症状や障害への治療介入は，神経心理学的リハビリテーションまたは認知リハビリテーションとよばれている。神経心理学の非常に重要な応用分野であるが，これらの詳細に関しては別項で述べる。

V．実験系，臨床系，および神経心理学の関係と治療法

これまで述べてきた心理学の学派や領域のうち，現在の心理療法と関係が深

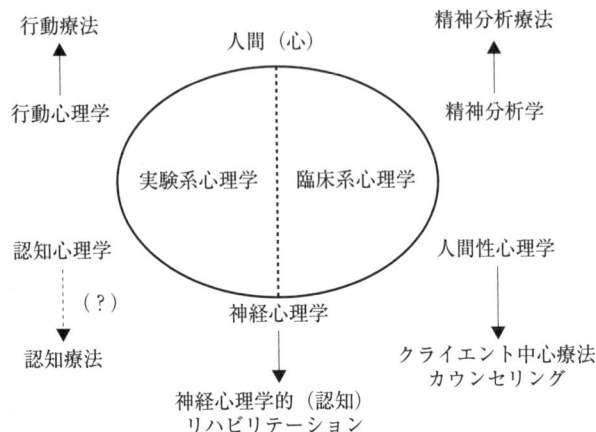

(認知療法は認知心理学から派生したものではない。認知主義という大きな流れのなかで精神医学の領域から現れた)

図1-3 主な心理学と心理学的治療介入法

い心理学である臨床心理学（狭義），行動心理学，そして神経心理学の関係を以下にまとめて述べる。

　現在の実験系心理学は行動主義や新行動主義に由来する行動心理学と，認知主義の流れをくむ認知心理学に大別される。また臨床系心理学は精神分析学と人間性心理学の系譜に大きく分けることができる（図1-3参照）。

　それぞれの心理学が独自の視点から「心」を理解しようとしているだけでなく，特徴的な治療法を生み出してもいる。実験系心理学の領域では，行動心理学から行動療法が提唱された。認知心理学自体からは特定の治療法は出現してはいないが，認知主義という大きな流れからは認知療法が現れた。一方，臨床系心理学の領域では精神分析学から精神分析療法，そして人間性心理学からクライエント（来談者）中心療法が提唱されてきた（図1-3参照）。以下にこれらを概略しておく。

1. 心理学的治療法の概略

　精神分析療法（psychoanalytical therapy）では，特定の症状は無意識の欲求の抑圧に起因すると考える。この抑圧を解消することが治療になる。このために治療技法としては自由連想法などが実施される。面接過程のなかで対象者が示す自由連想中に生じる抵抗現象や，治療者への感情の転移現象などの分析を通じて，無意識な不合理な抑圧や自我防衛機制を意識化（洞察）してもらうことが症状の改善につながると考えている。

　クライエント（来談者）中心療法（client-centered therapy）はいわゆるカウンセリング（counseling），特に非指示的カウンセリング（nondirective counseling）である。クライエント（来談者）の話を傾聴することが具体的な技法となる。治療者とクライエント（来談者）との人間関係を通じて，クライエント（来談者）が自ら建設的に人格の変容や成長を遂げていくことを重視する。クライエント（来談者）自身の自己理解と自己受容を治療の目的にする。このために治療者はクライエント（来談者）の考え方，あるいはクライエント（来談者）自身を共感的に理解して，クライエント（来談者）に無条件の肯定的な配慮を提供していくことが重要であると考えている。

　行動療法（behavior therapy）は学習・行動理論を基盤にしている。人間は学習機序の働きによってさまざまな行動を獲得している。行動療法では，他の行動と同じように，症状も学習機序によって学習された行動であるとみなしている。したがって学習・行動の原理にしたがえば，症状という行動を変容したり消去したり，また適応的な行動を再学習させることが可能であると考えている。行動を喚起している環境刺激，実際の行動，そして行動を維持し強化している強化刺激の相互関係（随伴性関係）を明らかにして，それらの関係を操作することによって，行動を変容させる。行動療法には，系統的脱感作法，フラッディング法，バイオフィードバック法，オペラント学習法，モデリング法，嫌悪療法など種々の技法がある。

　認知療法（cognitive therapy）は特定の認知構造による主観的な体験と情緒

的な反応との間には密接な関係があると考えている。情緒的な反応や情緒的な反応を背景にした症状には，認知構造の歪みがあると主張している。人間は自分を取り巻く環境を自分なりに意味づけて理解している。このような状況や事態の解釈の仕方，言い換えれば認知の仕方に変調が起きたために症状が発現していると考えている。不合理な見方や否定的な見方などの偏った認知構造を修正することが重要であるとしている。面接を通じて，考え方の偏りを明らかにして，より合理的または肯定的な認知構造に置き換えるように導くことが治療となる。このために，患者と治療者が共に認知の状態を検証していく実証主義的共同作業が大切であると考えている。この点で認知療法は指示的技法を利用した指示的カウンセリング（directive counseling）ともいえる。

認知行動療法（cognitive behavior therapy）は学習・行動理論を基盤にする行動療法の展開，機械的な学習・行動理論の他に認知・社会的な学習・行動理論の出現，認知療法の出現，そして行動に果たす認知過程の役割の重視と行動の制御機序の解明の進展，などに伴って発展してきた。このような認知行動療法の対象には，伝統的な行動療法が対象としてきたような外部から直接観察できる行動だけでなく，認知や感情などの潜在的な活動も含まれる。不適応行動や問題行動などの顕在的な行動だけでなく，外部からの直接的な観察が困難な潜在的な活動である不安や抑うつなどの感情状態，考え方の偏りや歪みなどの認知・思考状態なども治療対象にする。治療の技法には，効果が実証的に確認されている行動的な技法と認知的な技法とを組み合わせて用いている。

2．心理学的治療法における「心」の視点

心理学的な各治療法を簡単に述べたが，臨床心理学（狭義）における心理療法では，精神分析療法やクライエント（来談者）中心療法が多く実施されている。これらの心理療法が対象にしているのは，いわゆる"全体"としての「心」である。精神分析療法では「心」を意識と無意識，また超自我，自我，そしてイドなどに分けて考えてはいるが，客観的に実証された「心」の構成要

Ⅴ．実験系，臨床系，および神経心理学の関係と治療法　19

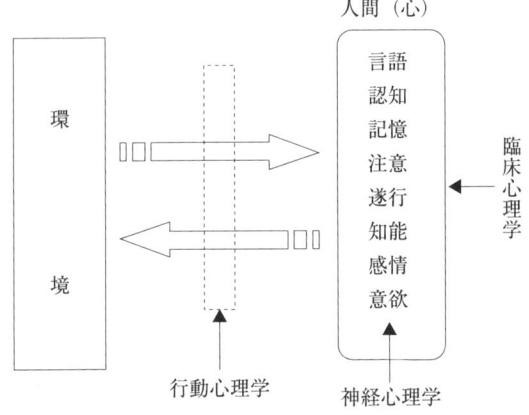

図1-4　臨床に関連する心理学の研究対象

素とは言い難い。多少の違いはあっても，"全体"的な「心」を想定して，「心」に生じた原因によって出現した障害や症状を治療対象にしている。心因性の障害を中心的に取り扱ってきた（図1-4参照）。

　これらの臨床心理学では主に事例法や臨床法が用いられている。そのために実験系心理学から派生した治療法に比べて，症状や訴えの客観的な評価の欠落や治療効果を実証的に確認する態度に乏しい面が指摘されることが多い。

　実験系心理学の系譜からの代表的な治療法である行動療法は，具体的な「行動」を治療対象にする。人間と環境との間に現れる「行動」を対象にする。また厳密には実験系心理学からの治療法ではないが，認知主義を背景にして精神医学の領域から創始された認知療法は具体的な「認知」を対象にする。「行動」の主体者である人間の「認知」を対象にする。そのために「行動」あるいは「認知」の変容や形成が治療になる。最近では両者が融合したような認知行動療法も盛んである。「行動」あるいは「認知」のどちらを対象にするかは違っていても，"全体"としての人間が示す「行動」，あるいは"全体"としての「認知」を想定している。言い換えれば，「行動」や「認知」の"内部"に立ち入ることなく，"外部"から理解する視点を採用しているともいえる（図

1-4 参照）。

　これらの心理療法の特徴のひとつは，客観性や実証性の重視である。治療操作の前後に評価を実施して，治療効果を確認することを大切にしている。また単一症例の実験計画法などの独自の研究法を開発してきたりもしており，治療効果を客観的また実証的に検証することを重視している。

3．神経心理学的治療法における「心」の視点

　神経心理学は，前述のように，実験系心理学と臨床系心理学の両方の側面をもち，治療としては神経心理学的リハビリテーションあるいは認知リハビリテーションが実施されている。神経心理学の特徴は，他の心理学が"全体"としての「心」や「行動」や「認知」を対象としているのに対して，それらをいくつかの"要素"的な心理機能に分解して理解しようとする点にある。そして"要素"的心理機能は恣意的に想定された機能ではなく，脳損傷患者が示す神経心理学的な症状（高次脳機能障害）から抽出されてきた，いわば脳という実体をもつ「心」や「行動」や「認知」を構成している機能である。言い換えれば，「心」や「行動」や「認知」を"内部"から理解する視点をとっているともいえる（図1-4参照）。

　神経心理学的（認知）リハビリテーションはこれらの"要素"的心理機能を評価して治療介入する。そして治療介入に際しては，治療標的である障害された心理機能の評価と治療効果を客観的また実証的に確認することが大切にされている。また歴史的に，単一事例の示す特殊性（特定の症状）も重視している。これらの点からも，神経心理学は実験系と臨床系の両方の方法を採用している領域であるといえる。

Ⅵ. リハビリテーション心理学

1. リハビリテーション心理学の対象

　リハビリテーション心理学も他の心理学と同じように人間を対象にする。大きな違いのひとつは，何らかの原因によって障害を負った人間を対象にする点である。前述のように人間を階層的存在としてとらえた場合，障害は各階層で生起しうるし，またどの階層で生じた障害も人間存在の階層全体に影響を与えると考えられる。このように障害が人間存在全体と深く関わるものである以上，リハビリテーション心理学は人間存在全体を対象にしなければならない（図1-2参照）。

1）リハビリテーションと障害のレベル

　リハビリテーション（rehabilitation）は，広義には「全人間的な権利・資格・名誉の回復」を意味する。一般的にはより狭義に，障害者の「全人間的復権＝人間らしく生きる権利の回復」として理解されている。いずれにしても，リハビリテーションは人間の存在全体に関わる広い概念である。したがって，リハビリテーションを考えたり実践したりする場合，人間存在をどのように理解するか，すなわち人間に対する視点あるいは人間観が非常に重要な根本的問題としてかかわってくる。

　リハビリテーションでは一般に障害を，①「機能障害・形態障害（impairment）」，②「能力障害・能力低下（disability）」，③「社会的不利（handicap）」の三つのレベルに分けて把握し治療介在している。これらの障害レベルの分類は，世界保健機関（World Health Organization：WHO）が1980年に公にした「国際障害分類（International Classification of Impairments, Disabilities, and Handicaps：ICIDH）」に基づくものである。最近ではこの改訂版として，「国際生活機能分類―国際障害分類改訂版―（International Classification of Functioning, Disability and Health : ICF)」が2001年5月の総会で採択されている。ICFでは生活機能（functioning）を，①「心身機能・身体構造（body functions and structures）」，②「活動（activities）」，そして③「参加（participation）」に分類している。そしてこのような生活機能に生じた障害は，①「機能障害・構造障害」，②「活動制限」，③「参加制約」に分けられる。ICIDHがマイナス面を分類することに視点をおいたものであるのに対して，ICFでは視点をプラス面に転換している。

2）人間の階層性と障害のレベル

どちらの分類に従うにしても，この障害レベルを前述の人間の階層的存在レベルと対応させると次のようになる（図1-2参照）。「機能障害・形態（構造）障害」は人間の物理的存在レベルから生物的存在レベルにおいて生起した障害といえる。たとえば脳外傷や脳梗塞などの脳損傷に起因する言語機能や運動機能の障害は，脳の神経構造の損傷という疾患によって直接生起したものである。「能力障害・能力低下／活動制限」は生物的存在レベルから社会的存在レベルにおける障害である。これは機能障害が原因で生じた日常生活や社会生活を実際に送る能力の障害である。言語機能が障害されたことによって，コミュニケーションの能力が損なわれる。運動機能障害によって，歩行による移動の能力が失われる。「社会的不利／参加制約」は社会的存在レベルから個性的存在レベルにおける障害とみることができる。機能障害や能力障害によって発生した社会生活において受ける不利益を意味している。言語機能障害によるコミュニケーション能力の低下は，就学を妨げ，就労に関しては決定的に不利となる。同様に運動機能障害による移動能力の低下によっては，就学の範囲や，就労できる職種は限定されてしまう。

ICIDHやICFの分類には含まれていないが，個性的存在レベルから自己的存在レベルにおける障害として，各個人固有の価値に深く関わる「苦悩」を無視することはできない。障害に起因して，個人の障害前までの生き方や価値観と，障害後の新たな生き方や価値観との間には，それらの形成過程で，さまざ

まな軋轢や葛藤が発生する。これらは他者とは異なる各個人の固有の価値性から生まれてくる「苦悩」であり，「価値的苦悩」として理解することができる。

3）人間の階層性と障害の多様性

　人間の階層的な存在レベルに対応する「機能障害・形態（構造）障害」，「能力障害・能力低下／活動制限」，「社会的不利／参加制約」，そして「価値的苦悩」といった各障害は，人間の存在レベルの階層が上位になるほど，個人による障害像の違いが大きくなる。つまり，上位の存在レベルの障害ほど，障害の多様性が増大するといえる（図1-2参照）。

　人間の階層的な存在レベルのうち，物理的存在レベルから生物的存在レベルで発生した原因に起因する「機能障害・形態（構造）障害」は，基本的には，個人差すなわち多様性が最も少ない障害といえる。人間存在の基層である物理的・生物的存在レベルに起因する障害は，生物体として各個人の身体に共通する構造である感覚系や運動系や内臓系や神経系に生じる障害である。また種々の遺伝性障害や染色体異常は遺伝子情報に依存する障害であり，基層により近い物理的・生物的存在レベルに起因する障害である。したがって，障害の発生した部位や，障害の重症度などに各個人による違いがあるにしても，本質的には身体（脳を含む）の損傷部位や損傷状態に対応した障害や症状が出現してくる。「機能障害・形態（構造）障害」では，障害の原因が作用した身体の構造上の損傷部位と，その結果として発生した障害や症状とが最も密接に対応しているといえる。

　人間の階層的な存在レベルのうち，生物的存在レベルから社会的存在レベルに起因するのは「能力障害・能力低下／活動制限」である。各個人の日常生活の範囲の広さの違いに対応して，「機能障害・形態（構造）障害」よりも，「能力障害・能力低下／活動制限」には各個人による違いが大きくなる。日常生活のなかで要求されるコミュニケーション能力や移動能力は，各個人によって異なる。各個人の年齢や生活様式や生活範囲の違いに依存して，必要とされる能力の種類やレベルは異なり，結果としてこれらの存在レベルの障害にみられる

多様性は大きくなる。

　人間の社会的存在レベルから個性的存在レベルで生じている「社会的不利／参加制約」は，各個人の職業生活や社会生活における活動範囲に対応して，「能力障害・能力低下／活動制限」よりも，さらに多様性が大きくなる。各個人の就いていた職業の種類や，担っていた社会的役割などによって，障害発生後の個人が受ける社会的な不利益の範囲は異なる。各個人が営んでいた社会的活動は，その個人によって大きく違っている。結果として，これらの存在レベルで発生した障害の多様性はかなり大きくなる。

　人間の個性的存在レベルから自己的存在レベルで生起してくる「価値的苦悩」は，各個人の価値観や人生観や生き方に深く関連して発生した障害である。個人の価値観や人生観は，個人の数だけ存在する。そのために，この存在レベルで発生した障害の種類は，本質的には個人の数だけ存在することになる。つまり，障害の多様性は「価値的苦悩」のレベルで最大限に達するといえる。リハビリテーションでよく問題にされる「障害受容」は，主にこの存在レベルから発するものであり，「価値的苦悩」の領域に包含されるものである。

2．リハビリテーション心理学の役割と方法

　前述のように，リハビリテーション心理学の対象は障害を負った人間存在のすべての階層を含むものである。リハビリテーション心理学では，実験系心理学，臨床系心理学，そして社会系心理学が採用してきた実験法，検査法，事例法，臨床法，調査法などの各方法を必要に応じて使い分けることになる（図1-1参照）。したがってリハビリテーション心理学は，リハビリテーション，実験心理学，臨床心理学，神経心理学，認知神経心理学，行動心理学，言語病理学，言語学，教育学，医学，神経学，生理学など広範囲の領域の知識や方法や技法を総合的に駆使する複合的な分野であり，主として疾患（生物的存在レベルの障害）に起因するさまざまな心理・精神および身体機能の障害を治療対象にして，回復や改善そして日常生活および社会生活上の適応の増大と不利の軽

減を目的にする。言い換えれば，生物レベルで発生した疾患に起因するあらゆる存在レベルに生じた「苦悩」からの解放を目的にする。

「機能障害・形態（構造）障害」，具体的には高次脳機能障害や精神障害や身体障害などは人間存在の階層性のうち，物理的存在から生物的存在レベルで生じた障害である。リハビリテーション心理学では，このレベルの障害に伴い困難を来した心理機能を明らかにして適切に対応することが求められる。このレベルで生じる心理機能の障害には，感覚障害，運動障害，知覚障害，認知障害，記憶障害，注意障害，遂行機能障害，学習障害，知能障害，感情障害，意欲障害，人格障害などが含まれる。これらの障害の有無や程度を，実験系心理学の方法や臨床系心理学の方法によって評価・診断し，そして治療・対応することが必要である。

また生物的存在レベルから社会的存在レベルにおいて生起している「能力障害・能力低下／活動制限」は，前述の心理機能や身体機能の障害に起因して生じる具体的な実生活上のさまざまな具体的能力における困難さである。コミュニケーション能力，移動能力，作業能力，学習能力などが含まれるが，各対象者の障害の状態と生活様式の両方に応じた理解と対応が必要になる。このためには，臨床系心理学の方法が主に利用される。各人固有の生活状況における各種の能力の評価と対策が要求される。

「社会的不利／参加制約」は社会的存在レベルから個性的存在レベルにおいて生じている障害である。心理機能・能力や身体機能・能力に生じた困難さのために，他者や他者集団との間に発生した関係性の変化を理解して対応することが必要になる。障害前に成立していた他者や他者集団との関係性が，障害の発生後に異なったものになってしまう。具体的には，機能障害や能力低下によって社会から受けるさまざまな不利益や社会への参加に際して被るさまざまな制約が対象になる。これらを理解して対応していくためには，社会系心理学の方法が主に利用される。調査法によって，対象者と他者，または対象者と他者集団との関係性を把握して，必要に応じて関係性を調整することが要求される。

個性的存在レベルから自己的存在レベルにおいては「価値的苦悩」が発生する。心理機能・能力の障害や身体機能・能力の障害，そして社会との関係性の変化は，唯一無二の存在としての対象者個人の存在理由や価値に影響を与える。「価値的苦悩」を理解して対応していくためには，他の存在レベルに生じた障害の理解が欠かせない。人間存在の階層すべてにわたった理解が必要不可欠である。障害後の新たな存在理由や価値の形成に際しては，心理学的方法のみならず哲学的な認識方法も要求される。

　障害をどのレベルで把握するにしても，リハビリテーションの実施には，何を治療介入の対象にして，どんな治療介入をおこない，効果をどのように確認するかという作業が必要になる。その際，障害自体だけでなく，障害に対する本人の反応や態度（自覚の状態や情緒的反応など），病前・後の性格や人格の状態（性格の尖鋭化や人格変化の有無など），教育歴や職業歴（社会復帰の可能性の検討に必要），家庭環境（家族内の役割と家庭復帰後の役割変化の問題）などを総合的に把握することが，適切な治療介入を実施するために大切である。

　以上に述べてきたように，リハビリテーション心理学の役割は，これまで実験系心理学や臨床系心理学が採用してきたさまざまな方法を適切に利用した総合的な人間理解と，人間存在の各階層に生じたあらゆる「苦悩」からの解放にあるといえる。リハビリテーション心理学は，特定の学派や見方にとらわれることなく，人間を広く理解して対応していこうとする意味において，"本来"の臨床心理学そのものである。

【引用・参考文献】

1) 今田恵：『心理学史』，岩波書店，1962
2) 坂爪一幸：「障害」と「治療」の意味―障害・リハビリテーション心理学の視点から．『学術研究（早稲田大学教育学部研究紀要）；教育心理学編』，51：29-47，2003
3) Maslow, A. H.: *Motivation and Personality*, 2nd ed, Harper & Row, 1970（小口忠彦（訳）：『人間性の心理学―モチベーションとパーソナリティ』，産業能率大

学出版部,1987)
4) McCarthy, R. A., Warrington, E. K.: *Cognitive Neuropsychology; A clinical introduction*, Academic Press, 1990(相馬芳明,本田仁視(監訳):『認知神経心理学』,医学書院,1996)
5) 中島義明・他(編):『心理学辞典』,有斐閣,1999
6) Zaidel, D. W.: Neuropsychology, 1994, Academic Press(河内十郎(監訳):『神経心理学—その歴史と臨床の現状』,産業図書,1998)

第2章

「障害」と「治療」の意味

Ⅰ．人間存在と人間観

　実際にリハビリテーションを実践する場合には，何らかの精神的あるいは身体的な障害を負った人を対象にすることが一般的である。このとき人間観にかかわる二つの重大な問題が関係してくる。まず第一に，リハビリテーションを実施する対象者を決定する問題，すなわち何が「健常（正常）」で，何が「障害（異常）」なのかという判断規準の問題が存在する。「健常（正常）」と「障害（異常）」をどのように判断するかには，人間存在の理解の仕方，つまり人間観が密接に関係する。したがって「健常（正常）」と「障害（異常）」の判断規準は，リハビリテーションの存在意味そのものにも深くかかわってくる。

　第二に，対象者を決定して，リハビリテーションの治療介入を実施するとき，どこまで治療介入をするのかという問題が存在する。リハビリテーションにおける治療介入の範囲や，治療介入の方向性の問題が関係してくる。ある個人の「障害（異常）」という状態に対して治療介入するということは，「障害（異常）」という状態を他の状態に変化させること（通常はいわゆる「健常（正常）」な状態にということになる）である。この"他の状態への変化"という目標には，リハビリテーションの実施者や治療介入者の価値観や人間観が入り

込む余地が大きい。このことは言い換えれば，治療者の価値観に沿った特定の方向へ導く治療介入が独断的に実施される危険性が潜んでいるともいえる。

このようにリハビリテーションには，患者自身がもつ人間観，治療者がもつ人間観，さらには所属社会がもつ人間観と切り離すことができない根本的な問題が関係している。

人間観（特に精神観）には，大きくは，二つの対立する見方が従来から存在している。一つは，人間を「自由意志に従う存在」とみなす人間観である。この人間観は，人間は物質や他の生物とは異なる存在であるとみなし，人間存在の自律性や特殊性や独自性を主張する立場である。人間は恣意的・任意的・選択的・判断的な存在であると考える。つまり，見たり聞いたりするものを選択し，思考したり推理したり判断したり，そして実際に行為するのは，その人間個人の自らの自由意志に基づくと考える。人間のあらゆる活動は，自らの自由な選択と決定に委ねられていると考える立場である。人間に対するこのような見方は，従来から宗教，道徳，倫理，芸術，文学，そして法律などの領域で採用されてきた人間観である。

対して，人間を「自然法則に従う存在」とみなす人間観がある。この人間観は，人間存在を特別なものとは考えない。人間が示す種々の現象や活動も，自然界の他の存在や現象と同じように，自然の規則性に従っていると前提する。つまり，機械的・因果的・必然的な法則が作用している存在として人間を考える立場である。このような人間観は，心理学や精神医学，あるいは人間に関する諸現象を客観的に扱おうとする研究領域が採用している見方である。特に最近の神経科学の著しい発展は，人間固有と思われていた精神・心理現象を動物を通じて再現して条件分析をおこない，発現機序を説明してきている。たとえば，うつ状態や記憶障害などの状態を動物で作り出し，神経伝達物質の異常や，特定の領域の神経回路網の損傷として原因を明らかにしてきている。同じように，内因性の精神障害とされてきた統合失調症や，心因性の障害とされている神経症や心的外傷後ストレス障害（Post Traumatic Stress Disorder：PTSD）なども，脳の機能障害や脳の形態異常との関連性が追求されている。このように，

物質的な現象とは法則性が異なると思われていた精神・心理現象も，身体（物質）的基盤である脳の働きに関連づけたり還元したりする傾向が著明である。人間あるいは人間の精神固有の領域の対象と思われてきた種々の精神・心理現象も，自然科学的な方法で解明することが可能であるという印象や成果を強力に提供してきている。

　このような二つの対立する人間観は，真理にどのように至るかという方法論に関しても異なっている。「自由意志に従う存在」という人間観に立つ場合，主に思考的（思弁的）方法論が採用されている。一方，「自然法則に従う存在」という人間観では，他の自然科学と同様に，経験的（実証的）方法論（実験法）に基づいて普遍的・一般的な法則性を導き出そうとする。

　これらの二つの人間観は実際には，混在したり，あるいは便宜的に使い分けられたりしていることが多い。たとえば，自然法則を追求している厳密な科学者であっても，日常生活では宗教を信仰している者は多い。あるいは無神論の立場に立つ科学者であっても，少なくとも実生活上は，自分の思考や行動は自らが主体的な実行者であることを直証的に感ぜずにいられないであろう。自分の思考や行動がすべて機械的な法則性（因果性）に従っているという明確な意識をもって，日常生活を送ってはいないであろう。その一方で，熱いものに触れたときに手を引っ込めるといった反射的行動や，癖などのように強く習慣づけられた行動などは，自身の明確な意志によっておこなっているという意識が少ないために，機械的な自然法則に従った現象として理解される。その個人のもつ知識によっては，神経系の生得的機能としての無条件反応，または神経系の学習機能の現れである条件反応と解釈されたりするであろう。このように人間の示す現象や活動（特に精神・心理的な現象）には，両者の人間観が並立する面がある。

　これらの対立する人間観は，元をたどれば，哲学者デカルト（Descartes, R.）の唱えた物質と精神を異なる実体とする心身二元論と，ニュートン以降の機械論的な自然観以来の哲学的な問題であるが，リハビリテーションとも非常に深く関係する問題でもある。後述するように，「健常（正常）」と「障害（異

常)」の判断規準や，リハビリテーション治療の方向と治療範囲の問題と深く絡んでくる．

Ⅱ．人間存在とリハビリテーション

　人間観は前述のように，「自由意志に従う人間存在」と「自然法則に従う人間存在」との二つに大別される．しかし実際に人間をどのように研究して理解しようとしているかという点からは，これら二つの人間観を両極端にして，中間にいくつかの種類の人間観や研究の視点をみることができる．

　人間観の一方の極である「自然法則に従う人間存在」という人間観は，他の自然物と同じように，人間を物理的存在とみなす立場である．人間を極限にまで分解し還元すれば，物質に至る．つまり人間の身体は原子や分子といった物質から構成されている．このような物質の構成要素の特性や性質から人間を理解する観点は，人間を物理的存在とみなしている．そして自然界（物質の世界）に存在する規則性（物理学的な法則性）を人間にも適用しようとする．つまりこれは，物理学的な認識方法に基づいて人間を理解しようとする立場である．

　人間は物質から構成されてはいるが，石や鉄などの無機物とは違い，生命をもち自ら活動する存在でもある．外界から栄養物を摂取し，消化し吸収し，排泄して自身を維持していく．さらに生殖によって子孫（種）を維持する．また外界の刺激を感知し，処理し，行動して適応していく．そして獲得した行動を次世代に伝達する．このように物質とは異なる特徴をもっている．このような特徴は質的にまた量的に異なるであろうが，他の生物にも共通してみられる特徴でもある．したがって他の生物との比較という生物学的な認識方法によって，人間をみることもできる．これは人間を生物的存在という観点から理解することになる．

　人間は一個の生物体として生存しているだけではない．他の個体との関係のなかで生存し，集団を形成して活動する存在でもある．たとえば夫婦，親子，

家族，地域，国など，他者や他民族などと関係をもって生活している存在である。このような個体の所属する集団や社会の特徴から人間をみることもできる。つまり社会学的な認識方法によって人間を把握することになる。これは人間を社会的存在という観点から理解することになる。

　人間は他者と社会的関係を築いていく存在である。しかしその一方で，他者とは異なる存在でもある。たとえば外見，性格，知能，思考，行動パターンなど，各個人固有の特徴すなわち個性をもつ存在である。このように，ある個人を他者との違い（個別性）からみる差異心理学的な認識方法も存在する。これは人間を個性的存在として理解する観点といえる。

　さらに人間は，自分自身でものの見方や考え方，さらには生き方などを選択し決定し形成していく存在でもある。そして自分自身の可能性を最大限に追求し，存在意味を絶えず自身に問いかけ，唯一無二の価値を追求する存在でもある。これは人間を自己的存在として理解する観点といえる。ここでは主に哲学的な認識方法が適用されることになる。この人間観は，「自由意志に従う人間存在」に相当するものでもある。

　このように，人間を理解する観点には，いくつかのレベルが存在する。また各理解レベルには，固有の認識方法が適用されている。しかしリハビリテーションでは，現実に日々生きている人間を対象にする。絶えず変化する環境との相互作用のなかで，自ら変化していく人間を対象にする。このような生きた人間を対象にするリハビリテーションにおいては，人間を断片的にとらえることはできないし，また許されない。生きた人間は総合的に理解されなければならない。人間存在の各レベルはそれぞれが互いに独立しているものではない。人間存在のどのレベルに焦点を当てるかによって観点や認識方法は異なるかもしれないが，それらの存在レベルのいずれもが人間には存立している。したがって各存在レベルの観点や認識方法を総合的にとらえていく必要がある。つまり，物理的存在レベルを基層にもち，その上に生物的存在レベル，社会的存在レベル，個性的存在レベル，そして自己的存在レベルを頂点とする階層的な存在として人間を考えることができる（図1-2参照）。

人間をこのように階層的存在とみなした場合，「障害（異常）」はこれらの階層のいずれの存在レベルにも生じる可能性があることになる。また，ある存在レベルに発生した「障害（異常）」は，他の存在レベルにも影響を与えることになる。そのために結果的には，人間存在全体の障害として，その個人だけでなく，家族や職場や社会にもさまざまな「苦悩」をもたらすといえる。したがって「苦悩」も階層的な人間存在から発生してくることになり，各存在レベルに特有の各種の「苦悩」が生起することを理解すべきである。リハビリテーションはこのような階層的な「苦悩」と対峙して，各個人固有の可能性を最大限に追求し開発し実現していく過程であるといえる。

III．「健常」と「障害」の判断規準

ある個人が「健常（正常）」か「障害（異常）」かを判断する場合，何らかの規準（尺度）が必要になる。何らかの判断規準に基づくことなしに，「健常（正常）」か「障害（異常）」を決定することは不可能である。したがってどのような規準によって，「健常（正常）」か「障害（異常）」かを判断するかが明確にされていなければならないし，またその規準は妥当性と普遍性が保障されたものでなければならない。

「健常（正常）」と「障害（異常）」の判断規準には，大きくは，「価値概念に基づく判断規準（以下，価値規準）」と「統計概念に基づく判断規準（以下，統計規準）」の二つが存在する。

「価値規準」は，社会（所属集団）が共通して採用している道徳や規範や伝統や慣習など，いわば社会的に構成された価値概念に基づく判断規準である。社会的価値にそぐわない個人は「障害（異常）」とみなされる。

「統計規準」は，統計学的な概念に基づく科学的な判断規準である。集団の代表値，たとえば平均値（集団の分布特性によっては中央値や最頻値などが用いられる）を規準として，「障害（異常）」はそこからの偏りの大きさ（代表値が平均値の場合は標準偏差値）によって明確に規定されて判断される。

実生活上は，両者の判断規準は暗黙のうちに混在して適用されたり，使い分けられたりしていることが多い。これらの判断規準は，価値的であれ統計的であれ，どちらも多数に基づき抽出されたり構成されたりした規準であるという点では共通しているともいえる。この多数原理に基づく規準という点は，後述する個人の「自由性」とは対立する側面をもつものでもある。

両者の判断規準のうち，「価値規準」は時間および空間的な普遍性を欠く規準である。規準にする価値を作り出しているのが社会（集団）である以上，個人が所属する社会の時代差や地域差によって，価値に違いが生じてくることは免れない。このような不安定で一般性を欠く規準は，普遍的な法則性を追求する科学が，扱う対象を設定するために使用する規準としては本来は採用できない。社会の違い，たとえば日本と外国の慣習や文化の違いによって，あるいは同じ国や地域でも時代の違いによって，ある個人が「健常（正常）」であるか「障害（異常）」であるかの判断が異なるのであれば，その「障害（異常）」を対象にした科学的研究は困難である。

一方，普遍性の高い科学的な「統計規準」には，実用上の問題が存在する。日常生活で適用すると，不都合が生じることがある。一例として，知能検査による知能障害の判定を考えてみる。知能検査では現在，ウェクスラー式成人知能検査改訂版（Wechsler Adult Intelligence Scale Revised：以下，WAIS-R）がよく使われている。この検査を実施して，知能指数（Intelligence Quotient：以下，IQ）を算出して，知能障害の存在を判定している。なお，2006年にWAIS-Ⅲの日本版が発表されている。WAIS-Rの場合，得点の分布に正規分布を想定して，各年齢集団ごとに平均IQが100点，1標準偏差が15点になるように標準化されている。そして平均値±2標準偏差のIQ値範囲を，知能状態の正常範囲として定めている。つまり正規分布の原理から，IQ値が70点から130点の範囲に，同年齢集団全体の約95％が所属することを仮定している。このIQ値の範囲に同年齢集団の圧倒的多数が所属することになるため，このIQ値の範囲に所属する場合は「健常（正常）」とみなされる。一方，残りの約5％，つまり69点以下の範囲に入る2.5％と，130点以上に入る2.5％は，いず

れも正規分布の両端すなわち少数集団の分布領域に所属することになる。したがってどちらの IQ 値の範囲に所属しても，「障害（異常）」である。

　正規分布の両端に位置するこれらの領域は，確率的には極めてまれな頻度でしか事象が生起しない領域である。統計学的には，どちらの領域に属する場合も「障害（異常）」である。しかしこのような統計学的な「健常（正常）」や「障害（異常）」の名称には，高頻度（高確率）と低頻度（低確率）という確率的な意味しかない。統計学的な「健常（正常）」や「障害（異常）」の名称には，"良い"・"悪い"や"有用"・"無用"などの日常的な価値的意味合いは本来含まれない。しかし現実には，価値概念が混入することが少なくない。つまり IQ 値が高いとき，通常は「障害（異常）」とみなされることはない。ここには，IQ 値が高い者は"社会にとって有用"，低い者は"社会にとって有用ではない"という暗黙のうちに前提された利益社会的な価値が侵入している。科学的な「統計規準」に，社会的な「価値規準」が混入しているのである。そのために，IQ 値が130点以上の場合は"優秀"，一方 IQ 値が69点以下の場合には"精神遅滞"あるいは"知能障害"や"知的障害"と称される。

Ⅳ．「障害」の治療と矛盾

　価値概念の混入した判断規準によって「障害（異常）」を決定し，次にその「障害（異常）」への治療介入を考えるとき，さらに奇妙な現象が現れてくる。
　「統計規準」に従えば，正規分布の両端に近い領域に属することは，前述のように事象の生起確率が極めて低い領域に入ることになるために「障害（異常）」と判断される。つまりまれにしか起きないことが発生したのであるから，それは「障害（異常）」とよぶべき事態が生起したと考える。この規準に基づく「障害（異常）」に対する治療介入とは，「障害（異常）」の状態を「健常（正常）」な状態に変化させることになる。「統計規準」が拠り所とする正規分布に従えば，治療の目標は，限りなく平均値に近い水準にもっていくことになる。

このことを体重を例に考えてみる。適正な体重は，実際には年齢や性別や身長や健康状態を加味して総合的に決定されなければならない。ここでは話を単純にするために，これらの要因は考えないことにする。ある個人の"体重計によって測定された"体重が所属集団の平均体重よりも軽すぎる場合も，重すぎる場合も，「統計規準」からは「障害（異常）」と判断される。この体重の「障害（異常）」への治療介入は，その個人の体重を集団の平均体重に近づけることになる。つまり，体重が軽すぎて痩身である場合には，摂取カロリーを増加させ，体重を平均体重にまで増やすことが治療介入の目標になる。反対に，体重が重すぎて肥満である場合には，摂取カロリーを減少させ，運動量を増やし，体重を平均体重にまで減らすことが目標になる。このような場合には，治療介入に実際上の問題は生じない。

　しかし，先述のように"知能検査によって測定された"知能状態の判定に基づいて治療介入を考えた場合，大きな問題が浮かび上がってくる。ある個人に知能検査を施行した結果，IQ値の低さから，その個人の知能状態が"精神遅滞"あるいは"知能障害"と判定されたとする。この場合，治療教育（療育）的あるいはリハビリテーション的な治療介入を実施して，知能状態の発達や改善を目指すことになる。つまり治療介入の目標は，知能状態を数値で測る知能検査からいえば，できるだけIQ値を向上させ平均IQ値に近くなるようにすることになる。このような方向性の治療介入は実際にもおこなわれている。

　一方，「統計規準」からいえば，同じように「障害（異常）」である（まれにしか起きないのであるから）IQ値が高い場合はどうであろうか。科学的な「統計規準」に従えば，このような場合も「障害（異常）」であり，知能検査上の治療介入の目標はIQ値を平均値に近づけること，すなわち何らかの操作（治療教育？）を施してIQ値を下げることになるはずである。しかし現実にはそのような操作が実行されることはない。反対に，IQ値が高い子どもに対しては，さらにIQ値を上昇させようと，なおいっそうの知的トレーニング（英才教育？）を課すことが少なくない。これは「統計規準」からいえば，平均値から遠ざける結果を招く行為であり，「障害（異常）」を増幅させようとす

るものである。

　IQ値が高い者は"社会にとって有用"、"能力的に有能"といった利益社会的な「価値的判断規準」と、IQ値算出の背景となっている科学的な「統計的判断規準」とが絡み合っているために、このような治療介入の方向性に関して奇妙な事態が生じてくるといえる。

V.「治療」対象の判断規準

　これまで述べてきた「健常（正常）」と「障害（異常）」とを決めようとする判断規準のほかに、治療という実践的・臨床的な観点を重視した立場からの別の判断規準が存在する。

　精神病質人格の研究で有名なドイツの精神医学者シュナイダー（Schneider, K.）は、治療対象にすべき人格の異常を判断する規準として、①その人格の「異常性」に自らが悩む場合（本人が判断）、②その人格の「異常性」に社会が悩む場合（周囲が判断）、の二つをあげている。①の場合は本人が「異常性」の存在自体を悩み、②の場合は社会がある個人の「異常性」の帰結に悩むことになる。

　人格に「障害（異常）」が存在する場合、自らの「異常性（病態）」に対する気づき（病識）が得られない場合が少なくない。病識の低下ないしは欠如によって、自ら悩むことができない状態が生じうる。この場合①の規準では、その「異常性」を治療対象にすることができないことになる。しかし、ある個人がそのような状態にあるとき、家族を始め周囲がその人の「異常性」に起因するさまざまな問題に悩み苦しむ。あるいは、その「異常性」を原因として非社会的・反社会的な行為が生じた場合には、社会が苦悩することになる。本人自身には苦悩が存在しないため、①の規準によっては治療対象にできないとしても、②の規準を設けることによって、その「異常性」を治療対象にできることになる。

　シュナイダーは人格の「異常性」に対する治療的観点から、これらの治療対

象に関する規準を提唱した。個人であれ社会であれ，苦悩の存在の有無を規準にすれば，前述の「統計規準」の問題点は回避される。知能検査上のIQ値がいくら高くても，その個人がその状態に苦悩しているのであれば，何らかの治療介入を施す余地があることになる。

しかし，①と②の両規準とも，価値概念の混入は免れない。①の規準には当該個人のもつ「価値規準」が関与し，②の規準には社会のもつ「価値規準」が混入する。また「異常性」という用語を使用することも，前述のように，価値概念の混入を招きやすい。このように，「異常性」の存在やその帰結に対する個人や社会の苦悩の有無を判断規準にするにしても，個人的価値概念や社会的価値概念が絡んでくる可能性は，本質的には免れないといえる。

VI. 「治療」の方向と範囲

治療介入を実践するとき，ある「障害（異常）」をどこまで治すのかという治療介入の目標（方向性）と範囲（終結）の問題が存在する。通常の身体的な病気の治療に際しては，この点が問題にされることは日常的にはほとんどない。たとえば発熱したとき，治療介入は熱を下げることになる。咳がでるのであれば，咳がでないようにする。痛みがあれば，痛みを取ることになる。このように，本人が苦悩するある特定の身体的症状を取り去ることが治療の目標（方向性）であり範囲（終結）となる。

それでは精神・心理的な領域の問題に関してはどうであろうか。非行を例に考えてみる。ある少年（ないしは少女）が万引きを常習としているとする。これに対する治療介入は，万引きという行為を取り去ること，すなわち少年を"万引きをしない"ようにすることになる。しかし"万引きをしない"という状態には二つの状態が存在する。"万引きを絶対にできない"状態と，"万引きをあえてしない"状態とがある。この二つの状態の違いは，"万引きをしない"という行為が自らの意志的選択に基づくものかどうかという点にある。仮にそのような治療介入が可能であるとしても，自らの意志に基づいていない，

"万引きを絶対にできない"人間に治療したとしたら,それは「健常(正常)」な状態の人間といえるであろうか。

　この場合,「自由意志」の保障が治療介入の目標(方向性)と範囲(終結)になる。少年に対する本来の治療目標は,"万引きをする"ことも,"万引きをしない"ことも,少年が自ら選択し決定できる「自由」な精神・心理的状態に導くことである。これを越えた治療介入は,少年の「自由意志」をある特定の方向,たとえば治療者の価値観に沿うような方向に偏らせるものであり,心理治療としての範囲(終結)を踏み越えることになる。自らの選択的判断に基づかない"万引きを絶対にできない"精神・心理的状態は,少なくとも心理学的観点からは,少年の「自由意志」が障害あるいは制限された状態であり,少年自身にとっては極めて「不自由」な状態である。

　言語障害を例に考えてみる。脳損傷後に言語障害(失語症)が生じ,思ったことを言葉で表現できなくなったとする。"思ったことを話せない"状態は非常に不便であるため,言語治療によって,"思ったことを話せる"ように治療目標を設定したとする。このような方向性に沿った言語治療の結果,"思ったことを話せる"ようになったとする。しかし,"思ったことを話せる"ということには,二つの状態がある。一つは"思ったことは何でも自由に話せる"という状態と,もう一つは"思ったことは何でも必ず話してしまう"状態とが存在しうる(実際には後者の治療結果が生じることはあり得ないであろうが)。前者は"思ったことを話す"ことも,"話さない"ことも自ら選択して決められる状態である。後者は"思ったことを話さずにはいられない"状態である。これは,"話せない"と同じように,極めて「不自由」な状態である。

　身体障害の場合も同様である。脳損傷の結果,身体に運動マヒが生じ,歩けなくなったとする。治療目標は"歩けるようにする"ことになる。これにも先と同様に二つの状態が存在する。一つは"必ず歩いてしまう"状態と,もう一つは"歩こうと思えば歩ける"状態である。前者は"走りたいのに,歩いてしまう"とか,"歩きたくないのに,歩いてしまう"という状態であり,非常に「不自由」である。後者は"歩く"ことを自らが選択し決定できる状態である。

以上から明らかなように，重要なのは，"万引きをすることも，しないことも"，"話すことも，話さないことも"，"歩くことも，歩かないことも"自分自身で自由に選択し決定できる状態に導くことが，真の治療介入の目標（方向性）であり範囲（終結）であるということである。このような目標（方向性）や範囲（終結）を超えた治療介入は，結果として治療対象とした個人に「不自由」をもたらす。加えて，治療者の価値判断に基づく一方的な治療目標（方向性）や，「不自由」さの解消を超えた治療介入の範囲（終結）が，当該個人に最大の幸福をもたらす保障はどこにもない。これらの限界や制限を考えない治療介入の目標（方向性）や範囲（終結）を実践することは，極めて無責任な行為を対象者に対しておこなうことになる。このことは日常的な身体的病気にも当てはまる。"絶対に熱を出さない"，"絶対に咳をしない"，"絶対に風邪をひかない"，そして"絶対に病気にならない"，さらには"絶対に死ねない"という，いわば"超健康"状態は真に自由（健康）な状態といえるであろうか。また最大の幸福をもたらすものであろうか。

VII.「自由性」の障害

　以上のように考えてくると，「健常（正常）」と「障害（異常）」を区別する判断規準，治療対象を決定する判断規準，そして治療介入の目標（方向性）と範囲（終結）を設定する判断規準のいずれにも「不自由」という概念が関与していることが明らかである。
　「不自由」とは反対の「自由」という概念は，一般的な科学が前提とし目標とする「因果性」とは対立する概念であり，科学的に規定することが難しい概念でもある。しかし「因果性」が支配する物理学的世界も，物質を構成する最小単位とその運動を扱う量子力学の世界では「因果性」の適用は困難で，確率的に処理している。また確率の世界を研究対象にする統計学には自由度（degree of freedom）という概念があり，自由に変動できる測定値の個数を表している。「自由性」を科学的に取り扱うのは難しいが，このように自然科学

の領域でも使用されてはいる。

　そこで私見であるが，「健常（正常）」と「障害（異常）」の判断規準，治療対象の判断規準，そして治療の目標（方向性）と範囲（終結）といったこれまで述べてきた領域の問題を，比較的矛盾なく包括的に取り扱うことができる規準として，統計学的な「自由性」の概念とシュナイダーの治療規準を組み合わせてみたい。つまり，身体機能（状態）であれ，精神機能（状態）であれ，①ある個人が自身の機能（状態）の「自由性」の低下を自ら悩む（自らが自由に選択し決定できる可能性が低下した）場合，②ある個人の機能（状態）の「自由性」が低下したことにより，所属社会が悩む（家族や社会の構成員が自由に選択し決定できる可能性が低下した）場合，という規準である。

　「自由性」の障害を規準にすることによって，「健常（正常）」と「障害（異常）」の判断や治療対象に関しては，前述の問題を回避できる。また治療の目標（方向性）と範囲（終結）は，個人や社会の「自由性」の獲得や回復や保障ということになる。これには先の知能検査の例にみられるような，統計学的な平均概念による矛盾は生じない。IQ値が高くても，本人がそれに関して悩むのであれば，「障害（異常）」とみなし，何らかの治療介入の対象にすることができる。

　ただしこれらの判断規準にも，特に②の規準には社会的な価値が入り込むことは避けられない。また①の規準でも，個人が「自由性」の障害に悩むとき，そこには個人的・社会的価値が自らの状態に対する判断規準として関わってくることは回避できない。個人的価値は社会との相互関係で形成されるものである。また社会自体も本来何らかの価値に基づいて構成されたものである。人間が社会的存在であり，その社会で生存していかなければならない以上，このような価値の混入は回避できないのかもしれない。

　科学，特に自然科学は元来，価値観をできるだけ排除してきた。しかし，原子爆弾の発明以来，科学技術の発展に伴う環境破壊や遺伝子操作などの例にみられるように，自然科学も研究者個人やその社会に内在する価値とは無関係ではいられなくなっている。人間存在との関係がより強い研究領域では，なお一

層これは避けられない問題である。この科学と価値に関する問題は，個人的価値と社会的価値との関係を含め，人間存在自体と関係する問題である。深い考察が必要な問題である。

Ⅷ．脳損傷患者における「自由性」の障害

　人間は環境（社会）のなかで存在している。環境と相互関係をもちながら成長し，生きていかなければならない。しかし人間は環境に全く依存した存在ではなく，自律的な存在でもある。自ら選択し，判断し，行動する存在である。環境に依存しつつも独立した存在である。ここに人間における「自由性」という概念が生まれてくる余地がある。

　身体的にも精神的にも「健常（正常）」な場合には，この「自由性」は最大限に保障されてはいる。しかし，リハビリテーションが通常対象とする人たちは，身体機能あるいは精神機能に何らかの「障害（異常）」を伴っている。その個人の「障害（異常）」の状態にもよるが，多かれ少なかれ，「自由性」が低下した状態にあるといえる。

　身体機能に障害を伴う場合には，周囲はその「自由性」の低下を理解しやすい。たとえば，運動機能障害によって，その人の移動に「自由性」の低下が生じたとき，本人自身も周囲も「不自由」さが起きているということは容易に理解する。これは「自由性」の低下が，運動機能に関してというように局所的に生じていることにもよる。

　ところが精神機能に生じた障害によっては，この点が適切に理解されない場合がある。「自由性」の低下を特定しづらい場合がある。このような典型例として，脳損傷患者，特に前頭葉損傷患者の機能障害について考えてみる。

　脳損傷後，特に前頭葉損傷後には，環境に対する人間のこのような独立性が低下したり，自律性が損なわれたりしてしまう場合がある。たとえば前頭葉損傷後に生じやすい機能障害や症状に，道具の（強迫的）使用行動（utilization behavior），環境依存症候群（environmental dependency syndrome），そして遂

行機能障害（executive dysfunction or dysexecutive syndrome）とよばれているものがある。

　道具の（強迫的）使用行動とは，ハサミやクシなど日常的な道具を目にすると，それらを使わずにはいられない状態をいう。使わないように指示しても，道具を目にするとつい使ってしまう状態であり，道具がその使用という習慣的な行為を誘発してしまうものである。これは次の環境依存症候群の下位タイプともいえるものである。

　環境依存症候群は現在の実際の必要性や行動の適切さにかまわずに，周囲の状況刺激に習慣的な仕方で応答してしまう状態である。壁に掛かった絵が曲がっていれば，他人の家であっても，つい掛け直す。ドアを見れば，つい開けてしまう。スイッチがあれば，つい押してしまうなどの日常習慣的な行動を抑えることができない。

　遂行機能障害は，思考や行動に柔軟性を欠き定型的で，計画的に行動できず，目的を保持し続けることが困難で，長期的な目的を見込んだ行動をとれない。また実際に実行した行動の効率化や最適化がうまくできず，さらに結果に基づいて行動を的確に修正することが困難な一連の状態をいう。

　前頭葉損傷，特に前頭前野領域の損傷後には，運動マヒや言語障害や知能低下などの比較的わかりやすい機能障害は通常生じない。しかし前述のような微妙な機能障害が生起することが少なくない。日常的な生活活動や習慣的におこなっている活動などは十分にこなせる反面，新奇な活動や多様性のある活動や生産的な活動が巧みにこなせなくなる。このような機能障害は，一部の専門家を除けば，その存在自体が周囲に気づかれることはほとんどない。本人をよく知っている家族であっても，"脳損傷前に比べて，何となく違う"という程度にしか認識されないことも少なくない。

　前頭葉損傷後のこれらの症状や障害に共通するのは，自身の思考や行動に対する自己調節や自己制御がうまく機能しない点である。そのために，周囲の刺激に対する直接的な行動や習慣的な行動や目前の欲求に基づく行動を抑制できず，状況に適合したより目的性の高い行動をとれなくなる。このような状態は，

環境に存在する刺激に係留され束縛され，環境への依存性が強く前景に出たために，環境からの自律性が低下した状態ともいえる。自らが選択し実行する行動が環境からの自律性を失うことは，換言すれば人間の「自由性」が障害された状態でもある。

IX.「自由性」の障害と「責任能力」

人間の言動には，責任が伴う。日常生活や社会生活においては，ある個人の言動に対して，賛成したり反対したり，賞賛したり非難したりする。子どもの言動に対しては，褒めたり叱ったりする。ここには，個人の言動が「自由性」を背景にしておこなわれているという前提が存在している。健全な「自由性」に基づいてなされているがために，その言動に対して責任を問うている。つまり人間における「自由性」と「責任能力」は表裏一体の関係にあるといえる。

これはリハビリテーションの治療介入場面においては，患者に対して治療者がとる態度にかかわってくる問題である。この点を強調するために，「自由性」と「責任能力」の関係が絶えず重大な問題になってくる司法場面を例に考えてみる。

ある個人に前頭葉損傷後の症状や障害にみられるような「自由性」の低下が存在するとき，その個人の「責任能力」は現状ではどのように理解されるのであろうか。仮に前頭葉損傷の既往をもつある個人が反社会的に行為した場合，その「責任能力」は妥当に論じられるのであろうか。前述のように，前頭葉損傷によって環境依存性が病的に亢進した個人が，ある店で目にした魅力的な品物を勝手に手にしてしまったとする（実際には前頭葉損傷患者が，いわゆる健常者に比べて反社会的な行為を犯しやすいということはない）。これは，現象的には万引きであるが，直接的な欲求や衝動を適切に抑制できないために，また自分の行動の結果を正確に予見できないために，目前の状況に存在する誘発性の高い刺激に拘束されて生起した行為である。"盗む"ことも，"盗まない"ことも自らの自由な意志で決定でき，その行為の結果も予見できる状態の健常

な個人が，あえて選択して実行した万引き行為とは質的に異なるものである。自然法則に従って発生した脳損傷後の機能障害に起因した行為である。これは法解釈的には，反社会的行為が発生した因果関係をどこまで遡上して責任を認定し追及するのかといった問題と絡んでくるのであろうが，重大な問題である。

　前頭葉損傷後のこのような病態に関する知識や理解があれば，責任を問う際に考慮され論じられるかもしれない。しかし現状では，脳損傷後の高次脳機能障害についての知識や理解は，一部の専門家を除いて，非常に乏しい。またこれらの障害の適切な評価法も十分には確立していない。そのような障害や症状を有する本人自身も，家族や周囲も，ましてや司法関係者も，その存在と影響に気づかない場合がほとんどである。ある犯罪の容疑者が精神病，たとえば統合失調症の既往をもっていたり，その存在が疑われたりするときなどは「精神鑑定」が実施される。この場合には専門的観点から，「責任能力」が俎上に載せられる。一方，高次脳機能障害の存在に関しては，このような「精神鑑定」的な評価が容疑者に対して適切に行われる段階にはまだ至っていないといってよい。もし適切に評価されず論じられないとすれば，高次脳機能障害に起因して反社会的な行為が生じた場合，その存在自体や影響が気づかれることなく，不当に過重な責任が容疑者に負わせられてしまう危険性がある。

　リハビリテーション治療の場面では，治療の進展の遅滞を，患者の治療への態度に帰することが少なくない。"治療訓練に熱心に取り組まない"，"治療訓練に対してやる気がない"，"障害の受容が悪い"，などと表現されることが少なくない。このような表現は，治療者が患者の「責任能力」を問うているものである。「責任能力」を問題にする以上，治療者は患者の「自由性」の状態を的確に理解する義務を負う。リハビリテーションに携わる者は，この点を常に忘れるべきではない。

　これまで述べてきたように，リハビリテーションに携わる者は，人間存在を総合的な観点からとらえ，「自由意志に従う存在」という人間観がどこまで適用できるのか，また「自然法則に従う存在」という人間観がどこまで適用でき

るのかを絶えず自身に問いかけて，対象者を理解して，実際に対象者に接しなければならない。どちらか一方の立場による人間観だけに基づいた場合，現実には極端なまちがいを起こしやすい点を注意すべきである。

X．「障害受容」と「責任能力」

「障害受容」の問題は，前述のようにリハビリテーションでは，大きな問題をなす領域の一つになっている。「障害受容」は「障害」というある特定の状態をもって，どのように適応していくかという問題である。またこのことは最終的には，「障害」を伴った生き方，すなわち価値の選択と形成の問題に至る。特に，脳損傷後に高次脳機能障害を生じた場合には，「障害受容」は「責任能力」の問題に深く関係してくる。以下に，「障害受容」の要件と危険性，「障害受容」を妨げる高次脳機能障害，そして高次脳機能障害「者」の「障害受容」を考える際の問題点について述べる。

1．「障害受容」の前提要件と危険性

「障害」を「受容」するためには，「障害」の存在を認識する能力，「障害」の状態を個人的・社会的に価値づけられる能力，そして「受容」という適応の方向を選択できる能力が健全であることが前提要件になる。言い換えれば，自身に生じた「障害」がわかり，それを自身で価値づけ，さらにそれに対する対応を自身で選べなければならない。これらの点で，「障害受容」するための「責任能力」が問題になる。

脳損傷後には，後述するように，さまざまな形で認識や判断能力に変調が生じることが多い。高次脳機能障害の存在は，「障害受容」に必要な基本的能力を低下させたり，歪曲させたりしてしまう。このような場合，「責任能力」は大きく制限される。これらの問題を理解しないと，脳損傷患者，特に高次脳機能障害者に「障害受容」を問う場合，真の「責任能力」を超えた過剰な「責

任」を課してしまう危うさが見過ごされてしまう．その結果，「障害」者当人や関係者に，非常な負担や不利益をもたらす危険性がある．

2．「障害受容」を妨げる高次脳機能障害

前述したように，「障害受容」に必要な能力を妨げる高次脳機能障害には，次のものがある．脳損傷発症後の急性期には，意識障害，急性錯乱状態（せん妄），通過症候群，Confusional State などが生じ，意識水準の低下や注意障害などを伴いやすい．これらの存在は「障害」の認識や「受容」の選択を困難にする．結果として，「責任能力」に大きな制約をもたらす．

慢性期の病態失認，感情・意欲障害，認知症，人格障害，前頭葉機能障害などの存在は，「障害」の認識や「受容」の選択に不全さや歪曲を引き起こす．特に病態意識に特異的な障害として，病態に関する失認（病態無関知・病態否認：Babinski, 1914），また病態意識の低下を伴いやすい各種の高次脳機能障害（Wernicke 失語，Anton 症候群，身体失認，左半側無視，記憶障害など），さらにあらゆる身体・精神的欠陥や疾患の否認（Weinstein and Kahn, 1950）などがある．いずれの場合も，「責任能力」に制約をもたらす．

以上の症状や関連脳損傷部位などについては後述するが，脳損傷患者の「障害受容」に際しては，これらの症状の存在への的確な理解と適切な対応が不可欠である．

3．高次脳機能障害と高次脳機能障害「者」をどう観るか

脳損傷後に生じる高次脳機能障害は，自然現象である．脳の損傷や病変によって発生した自然災害といってもよい．そして，自然現象である高次脳機能障害は，因果・客観的な法則性に従う．一方，高次脳機能障害を有するのは，人間である．人間は「自由意志に従う」存在という一面をもっている．つまり，高次脳機能障害「者」には，自然法則に従う面と従わない面とが存在すること

になる。高次脳機能障害「者」の「障害受容」の問題にある複雑さ（あるいはあいまいさ）の根本的な原因は，これらの二面性を明確に分離して統一的に扱うことの難しさにある。高次脳機能障害「者」の「障害受容」は，自然現象と自由意志の問題，言い換えれば「脳（身体）と心」の問題に帰着する。

　さらに，他の問題も存在する。高次脳機能障害「者」は社会的な存在である。この点で「障害受容」には，唯一無二の個人の多様な価値，および所属社会（家庭や地域や国など）という多数集団が構成した価値の問題が深く関係してくる。「障害受容」には，「健常」という方向への適応の強制，すなわち多数の「健常」者によって構成された社会の基準に合わせることへの要求を暗黙に前提している面がある。「責任能力」に制約がある場合，このようなことが暗黙にも要求されるのは，当該者にとっては極めて厳しい。高次脳機能障害という自然現象（災害）に対峙する行為を強要しかねない。これらのことには，「障害受容」の「責任」は「障害」者にあるのか，それとも社会にあるのかという問題，また自然現象（災害）に遭遇した者に対する支援「責任」の所在の問題などが内在されている。つまり，自然現象（災害）に罹災した「障害」者への支援には，周囲の関係者の人間としての質の高さが問われる。また支援体制の整備には，社会（自治体や国）の質の高さが問われているのである。

4．高次脳機能障害「者」の「障害受容」の問題点への対応

　「脳（身体）と心」の問題への哲学的な解決は本書の範囲を超える。しかし，実際に高次脳機能障害「者」と接して，「障害受容」の問題に直面したとき，以下の点に関して，十分に留意することが重要である。

　高次脳機能障害という自然現象，高次脳機能障害「者」の示す価値現象，そして社会が内在する価値現象とを可能な限り識別することが必要である。具体的には，治療介入や支援する立場にいる者は，高次脳機能障害「者」の「障害」の認識可能性と「受容」の選択可能性を確認して，「障害受容」に伴う「責任能力」の範囲をできるだけ明確にする。また，「受容」の「責任（価

値)」強制の危険性やその限界などを十分に吟味する態度を確固としてもち続けることが大切である。加えて，治療介入者や支援者には，「障害」者に対する自分自身の観点の偏りや狭さなどを絶えず吟味し続ける義務がある。治療介入効果や支援実績の乏しさを，「障害」者の「障害受容」の困難さに「責任」転化してはならない。

XI．リハビリテーションにおける「治療」観

1．「注入」観と「開発」観

　リハビリテーションでは通常，精神・心理機能や身体機能に生じた障害を対象にして，治療介入する。欠損した機能に対して，種々の治療技法が実践される。その際に，どのような治療技法を使用するにしても，治療という行為をどのように考えているかによって，治療介入の担当者の患者に対する治療態度，および患者自身が受ける心理的負担は大きく違ってくる。

　リハビリテーションの治療介入に際しては，一般的には欠損した機能の回復を考える。言い換えれば「健常（自由）性」を喪失した機能に，再び「健常（自由）性」を取り戻させようとする。つまり欠損機能に「健常（自由）性」を再度「注入」しようとする治療介入である。具体的には，"できないから，できないことをやらせて，できるようにしよう"という治療態度および治療介入である。これは，欠損した機能に「健常（自由）性」を外側（治療担当者）から強制的に与えようとする立場であり，「健常（自由）性の注入的治療」観といえるものである。

　一方，"できないなら，できることからはじめて，できるようにしよう"という立場に立つ治療介入がある。これは，欠損した機能に「健常（自由）性」を再び注入するのではなく，「健常（自由）性」を可能な限り拡大していこうとするものである。これは「健常（自由）性」を内側（患者自身）から自発的に引き出そうとする，「健常（自由）性の開発的治療」観といえるものである。

2．「注入」観と「開発」観に内在する規準と治療への影響

　「健常（自由）性」を注入しようとする治療観に立つ場合，暗黙のうちに前提されている規準が存在する。つまり健常者と同じような機能や能力状態の回復や獲得を目標にするという達成規準が暗黙のうちに設定されており，またこれが治療の目標に据えられる。この「健常（自由）性の注入的治療」観に基づく治療介入はいくつかの危険性を伴う。健常状態を達成規準に前提している治療担当者は，患者に対してその規準の達成を暗黙のうちに強制した態度で接してしまう危険性が存在する。健常者と同じようにという無言の圧力を患者に加えてしまう危険性を伴う。また障害機能を強制的また受動的に使用させるという治療介入は，患者に失敗を経験させ，さらにそのような失敗経験を蓄積させやすい。その結果，無力感の獲得すなわち自発的な行動が有効な結果をもたらさないという学習（学習性無力感）が成立し，当該機能の使用意欲の低下，生活全般に対する意欲低下を招きやすい。また失敗経験は治療課題への嫌悪，治療・指導者や保護者に対する対人的嫌悪などを生じさせやすい。加えて，患者が自身の自己評価を低めてしまう危険性がある。

　「健常（自由）性の開発的治療」観に立つ場合は，現在の機能や能力状態を出発規準に設定して，現状の機能や能力を少しでも拡大していこうとすることを治療目標にする。したがって，明確な達成規準は原則的には存在せず，当該患者自身の可能性の拡大と追求が治療目標になる。機能の「開発的治療」観は，自発的能動的に「健常（自由）性」を引き出そうという見方に立つ。このような立場を前提にする治療担当者は，個々の患者の機能や能力状態を理解し，個々の患者を独自の個人的存在として受容することが出発点になる。健常者との比較ではなく，今現在の状態があらゆる点で出発規準と考えることになる。障害機能を自発的能動的に使用することによる効力感や達成感の経験は，機能の使用意欲の増大，生活全般への意欲の般化をもたらす。また成功経験は対人関係の良好化をもたらす。さらに成功経験の蓄積は無力感の形成やうつ状態の発生に対する"免疫"としても作用する。

「健常(自由)性の注入的治療」観に立って,健常者を目標規準にする治療介入は,"健常な状態がよい状態である"とする治療介入者の価値判断に基づいた特定の方向性へと患者を一方的に導くものであり,患者の自由性を制限してしまう危険性がある。対して,「健常(自由)性の開発的治療」観は現状を出発規準にして,可能性を追求していく立場であり,患者の自由性を最大限に拡大し保障していこうとする。実際の具体的な治療介入の技法や活動は大差がないかもしれないが,治療介入担当者が患者に及ぼす治療圧力と,それに起因して患者が受ける苦痛は大きく違ってくると思われる。

XII. 結　語

最近の神経科学の著しい進歩が予感させるように,仮にあらゆる精神・心理現象が脳の機能や構造から説明されたとしたら,極論すれば「自由意志に従う存在」という人間観は成り立たないことになる。人間のすべての思考や行為が自然科学的な法則性に従った結果として説明されたとしたら,人間の「責任能力」の問題はどのように処理されるのであろうか。またそのような人間観や精神観が確立し普及したとしたら,"自由意志に従い,自由に意味を追求する存在"を前提としている"人間の生き方"には何がもたらされるのであろうか。

人間は物理的・生物的・社会的・個人的・自己的な各側面を階層的にもつ存在である。基層の物理的・生物的側面には「因果性」を適用しやすいが,個人的・自己的側面といった上層では「因果性」の適用は困難になり,「自由性」が強く出現してくる。また上層になるほど「価値」も強く関わってくる。「自由性」をもつが故に,多様な「価値」が形成される可能性も存在する。多重レベルからなる階層的な存在であるが故に,「因果性」と「自由性」の両極端の特徴を有する人間存在をどのように理解していくのか。「因果性」が複雑に連鎖し錯綜した結果,「自由性」が主観的な現象として現れているものなのか。主観的な「自由性」は客観的「因果性」に還元され説明されるものなのか。言い換えれば,「自由性」と「因果性」は連続するものなのか。あるいは「因果

性」と「自由性」は質的に全く異なるものなのか。これらを調和的に扱える統一された人間観はどのようなものであろうか。

このような哲学的な問題を考察することは，生きた人間を対象とするリハビリテーションにおいても非常に重要である。リハビリテーションに携わる者にとって，このような考察を通じて人間観を深めていくことは大切であり，義務でもある。人間観はすなわち患者観や障害観であり，自身の日々の臨床活動に根本的にかかわってくる問題である。

【引用・参考文献】

1) Babinski, M. J.: Contribution a l'etude des troubles mentaux dans l'hemiplegie organique cerebrale (anosognosie). Rev. Neurol., 27: 845-848, 1914（遠藤正臣（訳）:『精神医学』, 20：913-920, 1978）
2) Lhermitte, F.: "Utilization behavior" and its relations of frontal lobes. Brain 106: 237-255, 1983
3) Malloy, P. F., Cohen, R. A., Jenkins, M. A.: Frontal lobe function and dysfunction. In *Clinical Neuropsychology* (eds. by Snyder, P. J., Nussbaum, P. D.). American Psychological Association, Washington, DC, 1998, pp. 573-590
4) 三島二郎：発達助成の原理 XIV—ひとりの人間学研究.『学術研究（早稲田大学教育学部研究紀要）』, 37：1-15, 1989
5) 坂爪一幸：認知リハビリテーション，渡辺俊之・本田哲三（編）:『リハビリテーション患者の心理とケア』, 医学書院, 2000, pp. 236-249
6) 坂爪一幸：記憶障害とリハビリテーション—代償手段.『総合リハビリテーション』, 30：321-327, 2002
7) 坂爪一幸，本田哲三：痴呆のリハビリテーション.『からだの科学』, 213：34-38, 2000
8) Schneider, K.: Die psychopathischen Persönlichkeiten. 9. Aufl., Wien, Franz Deuticke, 1950.（懸田克躬・鰭崎徹（訳），『精神病質人格』，みすず書房, 1951）
9) 品川不二郎，小林重雄，藤田和弘，前川久男：『日本版 WAIS-R 成人知能検査法』，日本文化科学社, 1990
10) Weinstein, E. A., Kahn, R. L.: The syndrome of anosognosia. Arch. Neurol. Psychiat., 64: 772-791, 1950

第3章

認知システムの障害と援助

Ⅰ．認知システムの枠組み

1．認知システムの種類

　人間の高次脳機能，あるいは認知（広義には精神）システム（機能系）を理解するための大まかな枠組みを図3-1に示した。人間が環境に適応していくために必要な認知（広義）システムは，その働きの特徴からいくつかの機能システムに分けることができる。①環境や生体内部から情報を受けとる「感覚－知覚」システム，②情報を加工して保存する「認知－記憶」システム，③処理された情報に基づき環境に対して働きかける「運動－行為」システム，④環境に適合するように各機能システムを調整したり，統合したり，効率的に作用させたりする「注意－制御」システム，⑤環境や生体内部からの情報に快－不快の感情価を付与したり，各機能システムの活動水準を調節したりする「情動－賦活」システムに分けられる。これは人間の機能システムをある一時点で横断的にみているものである。一方，人間は時間的に変化する発達的な存在でもある。健常な機能システムであれ，障害された機能システムであれ，発達的な変化は生起する。継時的・縦断的に機能と構造が変化する発達現象は，

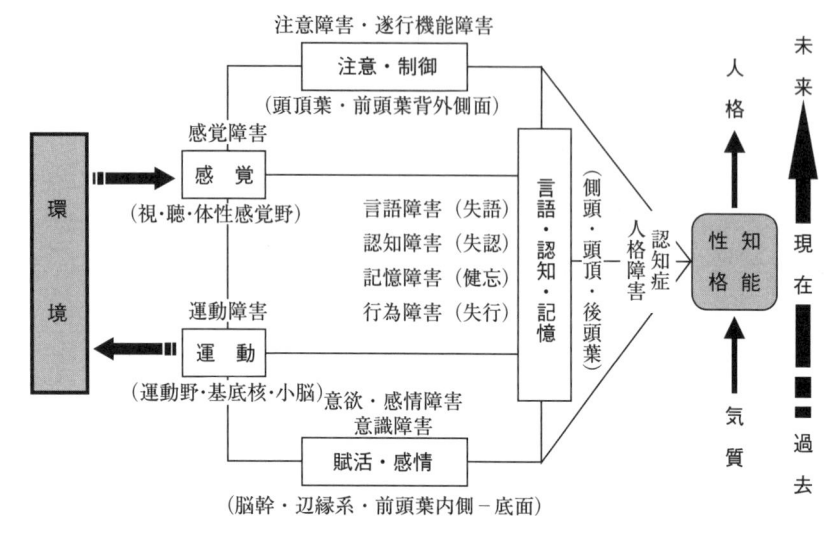

図3-1　人間の精神・心理機能の基本的な枠組みと障害
出所）坂爪一幸：自立を妨げる精神機能障害は―感情・意欲・注意・知能・遂行機能・人格の障害，福井圀彦，藤田勉，宮坂元麿（編）：『脳卒中最前線―急性期の診断からリハビリテーションまで』，第3版，pp.280-292，医歯薬出版，東京，2003より引用

人間の一生涯を通して絶えず生起していることを忘れてはならない。

　機能の発達的な変化においては，各機能や機能システムが個別に変化するだけではない。各機能や機能システムが統合されて，新たな機能システムが形成され，特有な働きが営まれる。この統合された機能システムは他の機能システムとさらに統合されて，より複雑な働きが生成される。そして，さらに複雑で高次の機能システムが誕生する。最終的には，各個人固有の思考・行動パターンが形成されることになる。これは，⑥ 各機能システムが時間的に統合されて形成された「知能－性格」システムとしてみることができる。「知能－性格」システムは，遺伝的な影響を比較的強く反映する「気質」システムを基盤にして形成されていく。「気質」システムは，刺激に対する神経系の感受性の高さ（敏感さ）であり，主に情動反応の強さの違いとして現れてくる。また「知能－性格」システムは，各個人に固有の価値を追求したり，新たな価値を

創造したりしていく「人格」システムへと指向し統合されていく。つまり時間的には，過去からの影響を遺伝的に引き継ぐ「気質」システムと，未来への価値を個人的に指向する「人格」システムとの狭間に，現在の諸機能システムが複雑に統合された高次の機能システムとして「知能－性格」システムが存在する。

2．各認知システムの働きと関係

この認知システムの概念的な枠組みに従えば，非意識的・非意図的に生起する反射的・反応的活動は，「感覚－知覚」システムと「運動－行為」システムとが主に機能した結果とみなせる。反射的・反応的活動には，これら以外の他の機能システムはほとんど関与していないといえる。しかし人間は反射的・反応的に活動しているだけではない。外界から受け取った情報を処理して加工（認知）する。また情報を保存（記憶）する。現前の情報に基づいて活動するだけでなく，加工した情報や保存した情報に基づいて活動したりもする。このためには，「感覚－知覚」システム，「認知－記憶」システム，そして「運動－行為」システムが協調して機能することが必要になる。

人間は環境からの情報を無秩序に受容しているわけではない。また環境からのあらゆる情報をすべて受け取ってもいない。さらに環境からの情報を受動的に受け入れているだけではない。人間は必要な情報を能動的に選択したり，情報を構造化（秩序づけ）したりして受容している。そして選択し構造化した情報に基づいて，思考や行動を調節したり制御したりする。このためには，「感覚－知覚」システム，「認知－記憶」システム，そして「運動－行為」システム以外に，それらの機能システムに対して監視・調整・制御的な役割を果たす「注意－制御」システムが必要になってくる。

人間が受容し処理し加工して保存する情報は，人間にとって中性な特性のものばかりではない。情報によっては，快・不快といった基本的な感情特性が付与されている。またその情報に含まれる感情価に依存して，思考や行動は影響

を受ける。感情価によって，思考や行動が過剰に興奮したり，沈静したりもする。ここには「情動－賦活」システムが関与してくる。「情動－賦活」システムは「感覚－知覚」システム，「運動－行為」システム，「認知－記憶」システム，そして「注意－制御」システムに対して顕在的にも潜在的にも大きな影響を及ぼす。

　このように，あらゆる機能や機能システムは相互に緊密に連携して作用し合っている。したがって，いずれの機能や機能システムが障害されても，直接に障害された機能や機能システムが不全になるだけではなく，全体の機能システムに変調が生じると考えるべきである。当然，これらの機能システムが時間的に統合された機能パターンとして現れる「知能－性格」システムにも，多かれ少なかれ，変調は生じうる。

　各機能システムは，刺激様式，感覚様式，情報の処理内容，機能の特性，運動・動作・行為の部位，障害後に発現する変調状態や病理現象の違いなどによって，さらにいくつかに区分できる。「感覚－知覚」システムは感覚様式の違いに対応して，視知覚，聴知覚，触知覚などの各システムに分けられる。「運動－行為」システムは，身体の実行部位によって，顔面部，上肢・手指部，体幹部，下肢部などに分けられる。同様に，「認知－記憶」システムは，言語，視覚認知，聴覚認知，触覚認知，身体認知，空間認知，色彩認知などの諸認知機能システムに分けられる。記憶システムは短期（作動）記憶と長期記憶の各システムに区分できる。さらに長期記憶システムは意味記憶，エピソード記憶，手続き記憶などの下位システムに分類することができる。「注意－制御」システムのうち，注意システムは注意の容量性，選択性，持続性，分配性などの特性によって分類できる。また制御システムは遂行機能の中核的な構成部分とみなせる。「情動－賦活」システムは，感情や情動や気分の量的な変動や質的な変調，また覚醒水準の浮動や変調などの状態像から臨床的に区分できる。「知能－性格」システムのうち，知能は言語性知能や非言語性知能，結晶性知能や流動性知能などの情報の処理内容によって分類できる。また性格は先鋭化や未熟・退行化などの病態像の違いから考えることができる。以下ここでは，各認

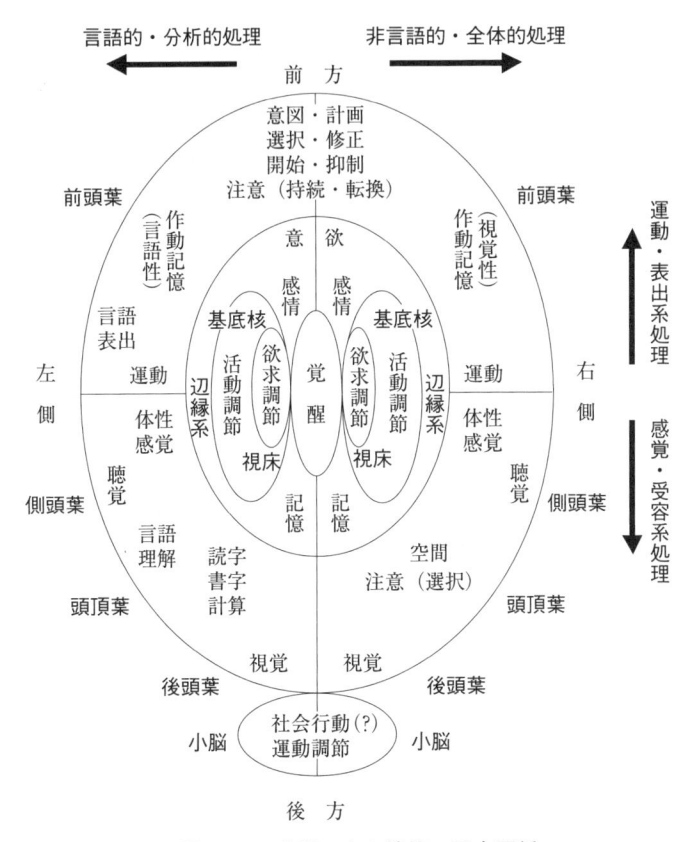

図 3-2　大脳の主な機能の局在関係

出所）坂爪一幸：脳イメージングと臨床心理学．『臨床心理学』，3(2)：275-281，2003より一部改変して引用

知システムの特徴と障害された状態について述べる。なお，大脳の主な機能の局在性関係を図 3-2 に示した。

3．認知システム（高次脳機能）の形成と障害

認知システムの障害，すなわち高次脳機能障害（神経心理学的症状）とは，

主として神経疾患に起因する心理機能（言語・認知・行為・注意・記憶・遂行機能・感情・意欲・知能・人格など）の障害と定義される。高次脳機能障害は一般的には獲得（後天）性の障害，つまり一度正常に獲得（発達）された機能の低下（喪失）と理解されている。

一方，精神遅滞，注意欠陥多動性障害，自閉性障害，そして学習障害などの発達障害は，脳の神経成熟の遅延，神経回路の形成の偏向，そして発達早期の脳損傷などの原因で生じる。それらのために，認知システム（高次脳機能）の形成や獲得が遅滞したり，偏ったりした状態である。つまり，発達障害は発達性の高次脳機能障害といえる。

若年から成人までの認知システムの障害（高次脳機能障害）を理解するためには，脳機能の形成と発達について知っておく必要がある。以下に概略を述べる。

脳の構造は成熟に伴って変化する。特に胎児期から乳幼児期の変化は著しい。脳の神経細胞は急速に増殖し，定められた位置に移動する。神経細胞間に結合が生じ神経回路が形成される。神経回路の活動状態に対応して，余計な神経細胞や神経結合は剪定され，神経回路は最適に調整される。また神経細胞の軸索の髄鞘化が漸次進行して，信号伝達の速度や効率が向上する。

成熟や発達に伴い，大脳半球内や半球間に働きの違いが形成される。脳の特定の領域の神経回路が特定の種類の情報を専有的に処理するように特殊化して，次第に機能中枢が形成される（機能の局在化）。機能中枢間には連絡が形成され，複数の機能中枢が協調して働き，より複雑な機能を営むようになる（機能の統合化）。左右の大脳半球間にも機能の分化が生じる（機能の側性化）。さらに，以前の古い機能に新しい機能が付加され（機能の階層化），より高次の働きを達成する（図3-3参照）。

認知システムの障害（高次脳機能障害）を引き起こす原因は，脳への損傷や病変などさまざまである。主な原因としては，脳出血や脳梗塞やクモ膜下出血など神経細胞への血液供給が阻害される脳血管障害，アルツハイマー病やパーキンソン病などに代表される神経細胞が変化したり死滅したりする脳変性疾患，

Ⅰ. 認知システムの枠組み　61

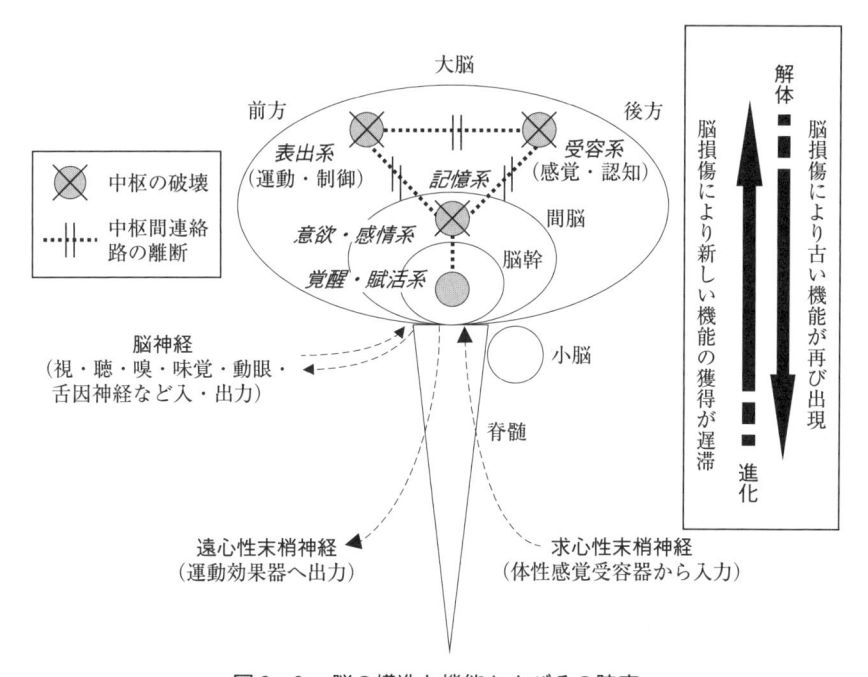

図3-3　脳の構造と機能およびその障害

出所）坂爪一幸：高次脳機能障害について―若年から成人まで，本田哲三，坂爪一幸，高橋玖美子（編）：『高次脳機能障害のリハビリテーション―社会復帰支援ケーススタディ』，pp. 14-40, 真興交易㈱医書出版部，東京，2006より引用

　交通事故や転倒などにより脳に外力が加わり神経細胞が破壊される脳外傷，さらに内臓疾患や中毒などにより神経細胞の代謝活動が影響される脳代謝性疾患，などがある。
　脳に損傷（病変）を負った場合，脳の機能中枢が破壊され機能を喪失したり，機能中枢間の神経連絡が離断されて機能が孤立したりする。その結果，脳の損傷（病変）側や損傷（病変）部位や損傷（病変）範囲の違いに対応して，心理機能がさまざまに変化する。さらに脳損傷（病変）後には，機能の階層性に崩壊現象が生じる。新しく獲得された機能ほど消失しやすい。獲得の新しい機能の消失に伴って，新しい機能によってこれまで抑制されてきた古い機能が再び

出現してくる(機能の解体)。これらのために,さまざまな認知システムの障害(高次脳機能障害)が生起する(図3-3参照)。

II. 言語システムの障害

1. 言語機能の特徴

言語活動の基本的な機能は,自己と他者との相互的なコミュニケーション(意思伝達)にある。コミュニケーションは,言語的手段によるコミュニケーションと非言語的手段によるコミュニケーションとに大別できる。

1)言語的コミュニケーションと非言語的コミュニケーション

言語的手段によるコミュニケーションには,音声言語(話し言葉)と視覚言語(文字言語や手話言語)によるコミュニケーションがある。通常は主として,聴覚様式(音声-聴覚経路)を用いた言語的手段によるコミュニケーションが利用される。音声-聴覚経路を利用したコミュニケーションはいくつかの点で,他の経路を利用したコミュニケーションよりも優れている。たとえば,音声言語によるコミュニケーションは,他の感覚-運動経路(たとえば視覚-運動経路を用いる手話,触覚-運動経路を用いる点字など)を使用するコミュニケーションに比べて,コミュニケーション活動のために必要とする身体的エネルギーが最も少ない効率的なコミュニケーション様式である。さらに,音声言語の使用は,コミュニケーション活動と同時にまたは並行して,他の活動を実行できるという利点を有している。聴覚-音声経路以外の他の経路を利用したコミュニケーションでは,同時にまたは並行して他の活動をおこなうことは不可能である。

一方,非言語的手段によるコミュニケーションには,視線,表情,指さし,身振り,そして種々の行動などが含まれる。視線や表情や指さしなどで要求を表現したり,絵画や写真などの実物の代用物を指さしすることで意思をある程

度は伝達できる。また表情を変化させて，快・不快をはじめとするさまざまな感情状態を表現し伝えることができる。さらに身振りや手振りや身体全体の動きなどで，意思を表現することも可能である。

しかし，情報の相互伝達という観点からは，非言語的手段によるコミュニケーションよりも，言語的手段によるコミュニケーションが格段に勝っている。たとえば，非言語的手段によるコミュニケーションは表情や姿勢などを通じて感情を伝達することには優れるが，他者がその感情状態を理解するためには，当該感情の生起した状況の手がかり（感情が生じた前後の文脈）がないと伝わりにくい。また非言語的手段によるコミュニケーションでは，時間的・空間的に離れた内容（過去や未来，位置や場所など）を伝達するのは極めて困難である。

2）言語機能の発達的変化

コミュニケーションは，他者の意思の理解と自己の意思の表現からなる。音声言語によるコミュニケーションでは，他者の発する音声から，言語的な意味を解読し，他者の意思を理解することになる（言語理解）。また自己の意思を言語的な意味に符号化し，音声系列に変換して，他者に表現する（発語）。このような言語機能を発達的にみた場合，言語機能の発現や獲得には一定の順序が存在する。言語理解は発語に先行して発達する。言語理解がある程度進行してから，同水準の発語が後追いして出現してくる。言い換えれば，言語機能には複数の下位システムが存在し，各下位システムの成熟には時間差が存在する。

言語の内容は意味水準の違いによっていくつかに分類できる。特定のものを意味する語（名詞），動きや動作を意味する語（動詞），特定のものの性質を意味する語（形容詞・副詞），さらには複数のものの間に存在する関係を意味する語（関係詞）に分けられる。これらの言語的な意味水準は，言語理解や発語の発達段階にも対応している。言語理解の発達は，最初は名詞の理解から始まる（1歳頃）。名詞の理解がある程度獲得されると，動詞の理解ができはじめてくる（1歳前半頃）。さらに，動詞がある程度理解できるようになると，形容

詞の理解が始まり（1歳後半頃），形容詞の理解範囲が拡大するにつれて，関係詞の理解が出現してくる（2歳頃）。

　言語の発語の場合も同様である。言語機能が未発達な初期には，単音の発声や，感情や情動状態に伴う音声が発せられるだけである。ついで他者が意味を汲みとれない単音のつながりを発声するようになる（喃語：6ヵ月頃）。また他者の発する音声をよく模倣するようになる（オウム返し，復唱）。その後，有意味な音声である名詞が発せられる（呼称：1歳前半頃）。発声できる名詞の数が増えてくるにつれて，次第に動詞や，名詞に動詞を伴った発語が出現する（二語文発語：1歳後半頃）。その後，形容詞や関係詞の理解が進行するにつれて，発語に形容詞が出現し，さらに関係詞を使うようになる（2歳頃）。そして三語文や四語文などの長い文章の発語が可能になる（2歳頃以降）。

　音声言語の発達がある程度完成してくると，次第に視覚言語（文字言語）も獲得され始める。文字を読んだり（読字），書いたり（書字）することができるようになる。音声言語によるコミュニケーションだけでなく，文字の使用によるコミュニケーション，すなわち視覚言語による意思伝達も可能になってくる。ただし，音声言語は言語環境がある程度適切であれば，ほぼ自動的に獲得されるが，視覚言語の獲得には練習が必要である。

　このように，言語機能には，発語・言語理解・復唱・呼称・読字・書字の各機能が含まれる。

2．言語機能の障害

　前述のように，言語機能は，発語・言語理解・復唱・呼称・読字・書字といった各機能システムからなる。大脳に生じた損傷や病変によって，これらの言語機能が障害された状態が失語（aphasia）である。言語機能を構成しているこれらの機能システムのうち，どの機能システムがより強く障害されたかによって，失語の症状の現れ方が異なる。

　失語では，話し方がたどたどしくぎこちなくなったり（非流暢な発語），も

のの名前が想起しづらかったり（喚語困難），助詞や形容詞が抜けたりして文法的に間違った話し方になったり（失文法），話し手の話がうまく通じなかったりする（理解困難）。言い間違い（錯語）や，聴き手が理解できない言葉を話す（新造語）場合もある。このために，相互のコミュニケーションがなめらかに進まなくなる。音声的な言語活動がうまくいかなくなるだけでなく，文字言語も障害される。文字をうまく読めなくなったり（読字障害または失読），書けなくなったり（書字障害または失書）する。また言語記号の一種である数字の概念の理解や操作（計算）がうまくできなくなる（計算障害または失算）。このように失語症では，言語に関連した諸活動が多かれ少なかれ困難になる。

　言語機能が障害された状態を理解するには，外国語を話したり聴いたりするときの様子を想像するとわかりやすい。習得が不十分な外国語を使う場合，意図した単語が言えなかったり（喚語困難），言おうと思った単語と違った単語をいったり（錯語），文法的に間違った話し方（失文法）や短い話し方をしたり，なめらかに話すことができずに，苦労したたどたどしい話し方になったりする（非流暢な発語）。また相手が言っていることを理解できなかったり，あるいは会話のなかに出てくるいくつかの単語しか意味がわからなかったりする（理解困難）。また会話だけでなく，外国語をうまく読めなかったり（読字障害），書けなかったり（書字障害）する。失語では，十分に習得し日常的に苦労なく使いこなしていたはずの母国語が，脳損傷のためにこのような状態に陥っているともいえる。

　以下に，発語・言語理解・復唱・呼称・読字・書字の各機能の障害像や症状について述べる。

1）発語の障害

　発語機能の障害は，主に話し方の流暢性の障害として現れる。発語の障害は，発語状態が流暢か，非流暢かに大きく分けられる。流暢性の障害はプロソディー（発語のメロディーのようなもの）の障害，すなわち発語の速度，大きさ，ピッチ，抑揚などが変調して生じる。具体的には，話し方になめらかさが

なくなり，ゆっくりで，ぎこちなく，たどたどしく話す。話し方にためらい，停止，繰り返し（音や単語の反復など）がみられる。そして本人は話すこと自体に強い努力感や苦労感を伴う（努力性発語）。

発語の際に，一回に話す長さが短くなる。重症度の違いによって，全く話せなかったり，単音やいくつかの音節しか発することができなかったり，単語や二語文程度の発語の長さになったりする。いずれにしても，発語量は全体的に少なくなる。

話す内容には文法的な誤り（失文法）が出現しやすい。一般的には，助詞や形容詞や副詞が脱落したり，文法的な複雑さがなくなったりして，発話が単純になる。そのために電報文のような単純な話し方（電文体発語）になったりもする。

意図した発音や単語と違った発音や単語が発語されたりする。このような言い間違いを錯語（paraphasia）という。錯語には，音単位で入れ違って発語される音韻性（字性）錯語と，単語単位で入れ違って発語される意味性（語性）錯語とがある。発語に音韻性錯語や語性錯語が多発してしまい，言葉としての意味が汲みとれない発語状態を特にジャーゴン（jargon）発語とよんでいる。

2）言語理解の障害

失語症では，言語理解の障害が生じる。言語理解の障害は日常的な会話場面で観察されるが，障害の状態を明確にするには，正確な評価が必要である。言語理解の障害は量的な側面（聴覚的把持量）と質的な側面（意味理解水準）の障害に分けることができる。

言語理解の量的側面は，音声系列から言語的な意味を解読できる範囲（言語的意味単位の量）としてとらえることができる。聴覚的把持量は認知心理学的には聴覚的な短期記憶の容量ともいえる。失語症では，これが低下しやすい。一般的には，短い音声情報の方が意味理解されやすい。単語の方が二語文よりも，また二語文の方が三語文よりも理解されやすい。

聴覚的把持量は，基本的には物品の指示課題で検査できる。5ないし6個

程度の物品（スプーン，ハサミなど）を提示し，呼称した物品を指示してもらう（"ハサミ"→ハサミの指さし）。音声情報の意味的解読が全く不可能な場合，物品名からの指さしはできない。理解の量的側面（意味理解可能な範囲）は，指示単語の数を漸次増やすことで評価できる（物品を覆って，聴覚的に"ハサミ，スプーン"と提示→ハサミ，スプーンの順で指さし）。二単語系列の言語指示で指さしができ，三単語系列が困難なら，音声の系列情報から言語的意味を解読できる聴覚的把持量は二単位である。この場合日常的には，二語文の長さを理解できる程度で，三語文の理解は困難である。三番目の音声情報が，先行の音声情報の意味解読に逆向的に干渉する現象が起きるためである。

次に言語理解の質的側面（言語的意味理解の水準）とは名詞，動詞，形容詞・副詞，関係詞のどの意味水準まで理解できるかということである。発達的には，名詞の理解は動詞の理解に先行し，形容詞・副詞，関係詞の順に理解が進む。言語理解に障害が生じた場合は，一般に，発達的に獲得が遅いものほど障害されやすい。つまり，名詞や動詞に比べて，形容詞・副詞や関係詞は理解が困難になりやすい。

言語理解水準の評価は，"コップ"（名詞）からの指さしや，"飲む"（動詞）からの指さしで試すことができる。形容詞は"大きい・小さい"，"長い・短い"，"多い・少ない"などが理解可能かを，比較対象を示し，"大きいのどっち？"，"少ないのどっち？"などを訊く。関係詞は"となり"，"そば"，"真ん中"，"右・左"，"上・下"，"前・後"などの位置・空間関係を表す語や，"昨日・今日・明日"，"始め・終わり"などの時間関係を示す語の理解をみる。配置した対象の指さしや応答（"イヌのとなりは何？"），また実際に物品を操作してもらうことで試すことができる（"コップのとなりにスプーンを置いて"，"スプーンを持つ前に，コップを持って"など）。

3）復唱の障害

他者の発した言葉を復唱（オウム返し）するためには，音声系列の正確な受容と表出が必要である。音声系列を構成している個々の音を弁別して知覚し，

個々の音を同じ順序の音声系列に構成して，同じ構音で発声することが要求される。失語症の復唱の障害は，この復唱できる文の長さが短くなることが多い。また復唱した文中に，言い間違い（錯語）がみられることもある。

　復唱能力の量的側面は，正確に復唱できる文の長さから把握することができる。また同時に，発語状態を観察することによって，前述の発語の流暢性をみることができる。単音や単語や短文（二語文，三語文，四語文など）の復唱から，発語状態や音声情報の一時的な把持量を確認することが可能である。

　この際，音声情報の把持能力と，音声情報から言語的意味を解読する能力は異なる点に注意しなければならない。言語的な意味理解が困難でも，音声系列を機械的に再生することはできる。内容は解らなくても，音声系列をテープ・レコーダ的に再生することができる場合がある。

4）呼称の障害

　失語では，自発的な会話に喚語困難（語の想い出しづらさ）が観察されることが多い（失名詞）。言おうとするもの自体は解っているが，その名前がうまくでてこない状態で，いわゆる"名前が喉まで出かかっているのに，いえない"状態である。喚語の困難さは，日常よく使う語よりも，あまり使わない語で強く現れる。このような喚語の困難さは，身のまわりの物品などを呼称してもらうことで調べることができる。呼称の状態を評価する課題には，一般的（日常的）な物品の呼称，あまり一般的（日常的）ではない物品の呼称，質問への応答の状態，言語的定義からの呼称，語の流暢性などが使用される。

　これらの呼称課題において，次の点に注意して観察する。呼称の誤り方，錯語の存在，手がかりによる呼称の促進効果の有無（語頭音の提示による呼称の改善など），感覚特異的な障害の有無（物品を手にしたとき呼称が改善するかなど），誤りに対する意識（気づき，病識）の有無，などである。

5）読字の障害

　失語では一般に，読字能力が低下する。読字能力は，漢字やひらがなで書か

れた文字の読みで評価する。単一の文字，単語，文章（短文や長文）の読みを観察する。その際，音読（声を出して読むことができるか）と読解（単語や文章の意味の理解ができるか）の各状態を検討する。音読では，読めない，読み間違い（錯読），読めても意味がわからないといったことが生じていないか注意する。音読が可能でも，読解ができない場合がある。

6）書字の障害

失語では一般に，書字能力が低下しやすい。書字能力は，自発的な書字，単音や単語や文章の書き取り，物品をみせて名前を書いてもらったり，状況画などをみせて文章で表現してもらったりして調べる。書けない，書き間違い（錯書），文法的な誤り，などがないかを注意する。

3．失語のタイプと病巣

一度正常に発達し獲得された言語機能が，脳の損傷によって障害された状態が失語（aphasia）である。前述の言語システムを構成する下位機能システムの障害に起因する言語症状の組み合わせによって，失語はいくつかのタイプに分類できる。失語のタイプ分類に際しては主に，発語（話す），言語理解（聴いて理解する），復唱（オウム返し）の各状態を利用することが多い。失語症状には読字や書字の障害もあるが，読字障害や書字障害は同じ失語タイプでも障害の変動がかなり大きく，失語のタイプ分類に利用するのは適さない。

失語のタイプ分類には，いくつかの異なる分類が存在する。ここでは，最も一般的なタイプ分類である古典的分類にしたがって失語を分類し，各タイプの失語の言語症状にみられる特徴と関連する脳損傷部位について述べる（図3－2参照）。

1）流暢性失語（fluent aphasia）

このタイプに分類される失語では，自発語が流暢で非努力性である点が共通

する。

a．健忘（失名詞）失語（amnesic aphasia または anomic aphasia）

流暢な発語，良好な聴覚的言語理解と復唱，しかし喚語や呼称が困難な失語である。

発語は自然で流暢，発語の長さは長く，発語する文には文法的な複雑さが保持されている。しかし喚語困難のために，会話の滞りや停止や迂回表現（特定の語を想起できないために，それに関連したことをあれこれ話す）が出現する。言語理解は基本的にはよいが，複雑な文法で構成された文の理解には困難さを示す。復唱は良好である。喚語困難や呼称障害が中核をなす失語である。

健忘失語は，左大脳半球の外側溝周辺の言語中枢領域外の損傷，特に角回または側頭葉の下部領域の損傷で生じやすい。また外側溝周辺の言語中枢領域の損傷によって生じた種々のタイプの失語が回復して，健忘失語の状態に移行する場合もある。

語健忘（anomia）の状態は，頭部外傷による脳全体への影響，アルツハイマー病による大脳皮質の萎縮，脳腫瘍による脳圧の亢進など瀰漫性や散在性の脳病変によっても生じる。したがって，健忘失語と脳病変との局在性関係はあまり緊密とはいえない。

b．伝導失語（conduction aphasia）

流暢な発語，良好な聴覚的言語理解，しかし復唱が困難な失語である。

自発語は非努力性で流暢だが錯語，特に音韻性錯語が混入しやすい。また言い誤りを自己修正しようとする試みが強い。喚語困難を伴う。言語理解は比較的よいが，複雑な文法表現の理解や，複文のような長い文の理解には困難を示す。このタイプの失語の最大の特徴は復唱の障害にある。長い文ほど復唱は困難である。重度の場合には一単語の復唱も不可能になる。また復唱には錯語が頻発する。呼称も障害され，特に音韻性錯語が出現しやすい。

伝導失語は左大脳半球頭頂葉，特に縁上回の損傷や下部白質（弓状束）の損傷によって生じやすい。

c．超皮質性感覚失語（transcortical sensory aphasia）
　流暢な発語，低下した聴覚的言語理解，しかし復唱は良好な失語である。
　自発語は流暢で非努力性，そして比較的長い発語が可能である。しかし，発語には錯語，特に意味性錯語，喚語困難，迂回表現が出現しやすい。発語の内容は情報量が乏しく空疎であることが多い。聴覚的言語理解は悪い。呼称も障害される。これらに対して，復唱は極めて良好である。長い文や複雑な文法的構造の文も復唱できるが，復唱した文の内容は理解できていない。復唱が抑制なく反射的に行われる反響言語（echolalia）という状態を示すこともある。
　超皮質性感覚失語は，左大脳半球ウェルニッケ領域（上側頭回後方上部）の後方深部の病巣で生じやすい。

d．ウェルニッケ失語（Wernicke's aphasia）または感覚失語（sensory aphasia）
　流暢な発語，低下した聴覚的言語理解，そして復唱が困難な失語である。
　自発語は流暢で非努力性で，発語できる文も長いが，発語には音韻性錯語や意味性錯語が生じやすい。また新造語（neologism）も出現することがある。発語内容には，名詞や動詞などの具体的な内容語が少なく，代名詞のような形式語が多用されたりする。そのために，発語内容は情報量が少なく空虚となる。発語内容が全く意味不明になることもある。このような意味不明の発語を伴う場合，ジャーゴン失語（jargon aphasia）とよぶこともある。喚語困難や，文法的に誤った発語や文法構造を無視した発語（錯文法発語：paragrammatism）も多い。また発語が過剰で抑制困難な状態が生じる場合もあり，語漏（logorrhea）やプレス・オブ・スピーチ（press of speech）とよばれている。
　聴覚的言語理解は著しく障害される。長い文や複雑な文法構造をもつ文の理解は困難である。重度の場合には，単語の理解もできない。また言語理解の障害が強いために，自分の発語に生じた誤りに気づかず，誤りの修正を試みようとしないこともある。復唱も障害され，重度では単語の復唱もできない。また復唱には音韻性錯語や意味性錯語が混入しやすい。呼称の障害も生じ，錯語や語健忘が強い。
　ウェルニッケ失語は，左大脳半球の上側頭回後方部（ウェルニッケ領域）や

下頭頂葉を含む外側溝周辺の後方領域の損傷で生じやすい。

2）非流暢性失語 (non-fluent aphasia)

このタイプに分類される失語では，自発語が非流暢で努力性である点が共通する。

a．超皮質性運動失語 (transcortical motor aphasia)

非流暢な発語，比較的良好な聴覚的言語理解，しかし復唱は良好な失語である。

自発語は非流暢で努力性，自発的な発語意欲が乏しい。発語の開始が遅延する。発語の長さは短く，文法構造も単純になる。聴覚的な言語理解は比較的良好だが，複雑な文法構造をもつ文や長い文の理解は低下する。自発語が非流暢であるのに対して，復唱は極めて良好である。呼称は比較的良好である。

超皮質性運動失語は，左大脳半球前頭葉の損傷で生じやすい。特に，補足運動野や帯状回を含む前頭葉内側面の損傷や，ブローカ領域上方の背外側面の損傷が重要とされている。

b．ブローカ失語 (Broca's aphasia) または運動失語 (motor aphasia)

非流暢な発語，比較的良好な聴覚的言語理解，そして復唱が困難な失語である。

自発語は非流暢で努力性，ゆっくりでたどたどしい。構音も歪む。発語の長さは短く，文法構造も単純化する（失文法：agrammatism）。発語内容には名詞や動詞が多く，助詞や形容詞や副詞は省略されやすい。

聴覚的な言語理解は，比較的良好だが，長い文や複雑な文法構造をもつ文の理解には困難さを示す。復唱は障害され，単語や短文程度の復唱が可能となる。呼称や喚語の困難さも生じる。

ブローカ失語は，左大脳半球のブローカ領域を含む比較的広い範囲の損傷で生じやすい。ブローカ領域のみに限局した損傷では，一時的な発語の障害しか生じないとされている。

c．超皮質性混合型失語 (mixed transcortical aphasia) または言語野孤立症候群 (isolation syndrome of speech area)

非流暢な発語，障害された聴覚的言語理解，しかし復唱は良好な失語である。

自発語は重度に障害され，意味のある発語はほとんどない。一方，他者の発語を同じように反復する反響言語（echolalia）を伴いやすい。

聴覚的言語理解の障害も重度で，通常は単語の理解も困難である。復唱は比較的よいが，復唱した文の意味内容は理解できていない。呼称の障害も著しい。

超皮質性混合型失語は，外側溝周辺の言語領域が，散在性や多発性の損傷によって，他の皮質領域から孤立した場合に生じやすい。

　d．全失語（global aphasia；total aphasia）

非流暢な発語，障害された聴覚的言語理解，そして復唱は困難な失語である。

自発語はほとんどないか，あるいは限られた単語や言い回しを保続的に発する程度である。聴覚的言語理解は重度に障害され，単語の理解も困難である。呼称も重度に障害される。

全失語は，外側溝周辺を含んだ言語領域の広範な損傷によって生じやすい。

3）その他の失語

　a．皮質下性失語（subcortical aphasia）

失語は言語領域が局在する大脳皮質の損傷だけでなく，皮質下白質の損傷によっても生じる。

皮質下性失語の言語症状は個人差が大きく，言語症状が多様であることが多い。一般的には，復唱が保たれやすく，超皮質性失語の言語症状に類似することが多い。

皮質下性失語は視床，基底核，あるいは基底核周辺の白質などの損傷によって生じやすい。

　b．緩徐進行性失語（slowly progressive aphasia；aphasia associated with cortical degenerative disease）

大脳皮質の状態に依存して，言語症状が徐々に悪化していく失語が進行性失語である。

アルツハイマー病などのように，大脳皮質の病変が徐々に進行する場合，言語機能も次第に悪化する。健忘失語のような言語症状から始まり，疾患の進行

に伴って，超皮質性感覚失語やウェルニッケ失語の状態を経て，最終的には全失語の状態に移行していく。多くは認知症症状の進行に伴って言語症状も悪化するが，明らかな認知症症状を示すことなく，言語症状だけが進行する場合もある（原発性進行性失語：primary progressive aphasia）。

Ⅲ．知覚・認知システムの障害

1．知覚・認知機能の特徴

人間は目や耳などの感覚器を通じて外界の刺激や自己の身体からの刺激を受容（感覚）している。そして受容した刺激情報によって外界や自身の状態を知り（知覚），さらに知覚した刺激情報を過去の記憶や既存の知識と対応・照合して理解（認知）している。

認知機能は認知する対象の種類と感覚様相によって，いくつかに分類して考えることができる。感覚様相は視覚，聴覚，触覚など刺激を受容する感覚器の種類によって分けられる。また認知する対象の種類によって，① 外界に存在する対象，② 対象間の関係，③ 自分自身の身体に分けることができる。

1）対象の知覚・認知

人間は感覚受容器を通じて外界の対象を知覚し認知している。感覚受容器への刺激に対応してさまざまな感覚が生じるが，人間が外界から情報を取得する主要な感覚は視覚，聴覚，そして触覚である。ここではこれらの各感覚様相別に対象の知覚と認知の特徴について述べる。

　a．対象の視覚的知覚・認知

外界の対象を視覚的に理解するためには，次の一連の過程が必要である。まず，外界に存在する対象を視覚的にとらえるには，対象の形が知覚されなければならない。外界は視覚的には無数の線が錯綜した世界である。このような視覚世界からある特定の形を構成して知覚しなければならない。次に，形の知覚

が可能としたとき，外界には無数の多様な形が存在することになる。ある対象を知覚するためには，無数の形からある特定の形を混乱することなく切り出して識別して知覚しなければならない。また対象は一つの形から構成されている場合だけではない。複数の形から構成されている対象もある。複数の形間の相互関係（位置や距離など）つまりパターンによって特徴づけられる対象の場合，このパターンの知覚も必要になる。さらに，対象の属性も知覚されなければならない。視覚対象の場合，色や大きさなどが重要な属性になる。

このようにしてある属性をもつ特定の形あるいは特有のパターンとして知覚された対象が，過去の経験や既存の知識と照合されたり関連づけられたりした結果，対象を意味的に理解すること，すなわち対象の認知が可能になる。

b．対象の聴覚的知覚・認知

外界にはさまざまな種類の音が存在する。大きくは言語音と非言語音とに区別することができる。言語音は人間の発声による音であり，非言語（環境）音は動物の鳴き声，ものの発する音，楽音などである。

このような外界の音を識別して対象を聴覚的に理解するためには，音が音響的に処理されて属性が知覚されなければならない。音を特徴づける属性には，音の大きさ，音の高さ，音色などがある。音響的な処理に続いて，音声学的・音韻論的に処理されて言語音あるいは非言語音として識別して受容される。言語音はさらに高次の語彙・統語・意味論的に処理されて知覚され，そして記憶と照合されて認知される。非言語音は音響的に処理されて知覚され，また記憶と照合されて何の音であるか認知される。

c．対象の触覚的知覚・認知

人間の皮膚には触覚，圧覚，温度覚，痛覚，振動覚，位置覚などの感覚受容器が点在している。外界の対象を触覚的に理解するためには，これらの皮膚受容器による要素的な体性感覚が統合されなければならない。要素的な体性感覚が統合されて，対象の素材（肌理や硬さ）や形の触覚的な知覚が可能になる。さらにこれらの触覚的な知覚情報が記憶と照合されて，対象を触覚的に認知することが可能になる。

対象を触覚的に知覚し認知するためには，能動的な触知が必要である。対象のさまざまな部分に触れて，収集された情報が全体として統合されなければならない。この点は視覚や聴覚による対象の知覚・認知と異なる。

2）空間の知覚・認知

外界は対象自体が存在するだけではなく，自分と対象間の関係や対象と対象間の関係，すなわち広がりや位置や距離といった空間関係が存在する。空間も感覚様相に対応して，視空間，聴空間，触空間が区別されるが，ここでは一括して扱う。

空間関係を理解するためには，何らかの基準枠が必要である。大きくは次の二つに分けられる。

a．自己を基準にした空間関係の知覚・認知

自己を基準にした空間の知覚・認知の枠組みがある。自分と対象との距離関係に基づく枠組みで，身体空間（body space），近傍外空間（peripersonal space），そして遠方外空間（extrapersonal space）に区分される。

身体空間は自分自身の身体の各部分の位置関係から構成される空間である。近傍外空間は自分の身体を取り巻く空間で，身体の各部が到達可能な範囲の空間である。たとえば，手を伸ばして対象に到達できる近接した空間である。遠方外空間は身体的に到達できる範囲外の遠方の空間である。発達的にも，乳幼児の空間関係の理解は，自身の身体に触れることから始まり，身近な対象をつかみ，そして遠方の対象に接近することが可能になるという順序を踏んでいる。

b．対象を基準にした空間関係の知覚・認知

外界にある対象を基準にした空間の知覚・認知の枠組みも存在する。外界のある特定の対象を基準にして空間を理解したり，外界に存在する複数の対象間の位置や距離関係から空間を理解したりする枠組みである。たとえば"真ん中"は外界の対象と対象との間の距離的な中点であるが，対象間の距離関係の知覚・認知に基づいて獲得される空間概念である。また外界の対象からみた"右"や"左"を理解する際には，当該の対象に視点を移した位置関係の知

覚・認知が必要になる。これらは外界の対象を基準にした枠組みに基づいた空間関係の理解である。

3）身体の知覚・認知
　自分自身の身体に関する知覚・認知は，身体を構成する各部分自体，身体を基準にした身体各部の位置関係，そして身体の状態の各知覚・認知に分けられる。前述の身体空間の知覚・認知と重複する部分があるが，身体関連の知覚・認知としてここでまとめて扱っておく。
　a．身体の部位の知覚・認知
　人間は自身の身体の構成部位，たとえば目・耳・鼻・口・手・足・肘・膝・腹・背などの身体の特徴的な各部について所属感を伴って知覚・認知している。また手や足では，親指・人差し指・中指・薬指・小指と細分して知覚・認知している。さらにこれらの各部分が身体全体のなかでどのあたりに位置しているかを知覚・認知している。
　このような身体の特徴的な部分の同定と身体におけるそれらの位置関係が統合されて，自身の身体に関する総合的な知覚・認知の枠組みである身体図式が構成されている。
　b．身体の位置関係の知覚・認知
　人間は自分の身体を構成する特徴的な部分の位置関係を知覚・認知している。人間が自身や外界の対象を定位するとき，自身の身体が基準枠になる。自身を基準にして方向が理解され判断されている。このためには自身の身体の位置関係の知覚・認知が基盤になる。自身の身体各部の上下・前後・左右の知覚・認知が基準になって，その身体の位置関係が身体を中心にして外界へ敷衍されている。
　c．身体の状態の知覚・認知
　自分の身体の状態に関する意識性の問題である。人間は自分自身の身体の状態に関しても絶えず知覚・認知している。目はよく見えているか，手はよく動いているかというように，身体各部が正確に機能しているか，身体の具合がい

つもとは違っていないかなどを，自身の以前の状態と比較して現在の状態を監視したり，また他者と自分とを比べて自身の状態を判断したりしている。

2．知覚・認知機能の障害

外界の対象や自身の身体の知覚・認知機能の障害は以下のようにまとめることができる。

1）対象の知覚・認知の障害
外界の対象は視覚，聴覚，触覚などの感覚を通じて知覚・認知されている。これらの感覚様相別に各障害を述べる。

a．対象の視知覚・認知の障害
対象を視覚的に理解するためには，対象の形や属性が適切に知覚され，記憶と照合されて認知されなければならない。このためには，① 対象の輪郭や形（形態）を構成している各線分の知覚・認知，② 各線分から構成された形の知覚・認知，③ 複数の形から構成されたパターン（布置）の知覚・認知，④ 属性の知覚・認知，⑤ 視覚情報と記憶情報との照合，などが必要である。

線分知覚・認知が障害されると，縦線や横線などの線分を同定したり区別したりできなくなる。また複数の線分が錯綜した図版から，縦線や横線を識別できなくなる。

形態知覚・認知が障害された場合には，単一の幾何図形や物品の形の同定や識別が困難になる。また複数の形や物品が重なって描かれている錯綜図から各形や物品を識別できなくなる。

パターンとは複数の対象間の関係から構成される布置関係である。パターン知覚・認知の障害では，パターンを構成している個々の対象の知覚・認知は可能であるが，それらの対象の関係から構成される全体的な布置の知覚・認知が困難になる。要素的な対象の布置関係（パターン）から特徴づけられる対象がわからなくなる。たとえば人の顔や状況（画）などが理解できなくなる。状況

画などは場面を構成する個々の対象自体と対象間の関係が統合されなければ理解困難である。また個人の顔も，目や鼻や口などが特有のパターンで配置されて特徴づけられている対象である。

　視覚対象の主な属性は色彩である。対象の形は理解できても，その対象の色彩が知覚・認知できなくなる。色彩の知覚・認知が障害されると，色彩の対応づけ，色彩名の呼称などが困難になる。言語的に色彩を定義したり，対象から色彩名を連想したり，などは可能である。

　対象を認知するためには，これらの視覚情報の処理が記憶情報と照合されなければならない。視覚情報と記憶情報との関連づけが障害されると，対象に関する視覚的な知覚・認知は可能であっても，意味的な認知は困難になる。対象の形や色はわかるが，その対象が何か理解できない状態になる。

　b．対象の聴知覚・認知の障害

　対象を聴覚的に理解するには，外界の音が適切に知覚され，さらに記憶と照合されて認知されなければならない。このためには対象音の，①音響的な属性の知覚・認知，②音声学的・音韻的知覚・認知，③音情報と記憶情報との照合，または④語彙・統語・意味論的知覚・認知，の過程が必要である。

　音響属性の知覚・認知障害では，音の高さ，音の強さ，そして音色といった音の属性の同定や弁別が困難になる。

　音の音声学的・音韻論的な処理が障害された場合には，受容した外界の音が言語音か非言語音かの識別が困難になる。人間の発した会話音，動物の鳴き声，楽器などの楽音やメロディー，乗り物など日常的な物品や道具の発する音，などが区別できなくなる。

　以上のような処理を受けた音情報が記憶情報と照合することが障害される場合がある。音情報と記憶情報との関連づけが困難になると，音情報の意味的な理解ができず，聞いた音が何の音なのかわからない状態が起きる。

　人間にとって言語音は特別な音であり，言語音はさらに高次の処理を受ける。言語音と記憶との照合の障害，言い換えれば言語音の語彙・統語・意味論的知覚・認知が障害されると，言語音以外の環境音は理解できまた言語音自体の同

定や識別は可能であっても，言語音の意味理解が困難になる。他者の会話が聞こえてはいても，内容が理解できなくなる。

　c．対象の触知覚・認知の障害

　対象を触覚的に理解するためには，対象の触覚的特徴が適切に知覚され，さらに記憶と照合されて認知されなければならない。このためには対象物の，① 触覚的な属性の知覚・認知，② 触覚情報と記憶情報との照合，の過程が必要である。

　対象の触覚的特徴は素材的属性と形態的属性とがある。素材的属性の知覚・認知障害では，対象の素材を特徴づける属性である肌理や硬さや暖かさなどを同定したり識別したりできなくなる。素材の肌理が密か粗か，柔らかいか硬いか，暖かいか冷たいかなどがわからなくなる。また素材が鉄か木か紙でできているか判断できなくなる。形態的属性の知覚・認知障害では，対象の大きさや形や立体性が知覚・認知できず，手にもった物品の形がわからなくなる。

　対象の触覚的情報と記憶情報との照合が障害されると，対象の触覚的特徴はわかっていても，対象の意味的な理解が困難になる。手にもった物品の材質や形がわかっても，それが何であるのか理解できなくなる。

2）空間知覚・認知の障害

　外界は自己と対象との関係や対象と対象との関係から構成されている。これらの関係の知覚・認知の障害には以下のものがある。

　a．自己基準空間の知覚・認知の障害

　自分自身を基準にした対象との空間関係の知覚・認知障害は，① 身体空間，② 近傍外空間，③ 遠方外空間の各知覚・認知の障害に分けられる。

　身体空間の知覚・認知の障害によって，身体的な位置関係の理解が悪くなる。身体全体における身体各部の位置関係がわからなくなる。

　近傍外空間の知覚・認知の障害では，自己に対する対象の空間関係の理解が悪くなり，傾いたり回転したりした線分や形や物品を同定できなくなったり，それらを正しい向きで描けなくなったりする。また対象を空間内に適切に定位

できず，手を伸ばしてうまくつかめなくなる。

遠方外空間の知覚・認知の障害では，遠方の対象を空間内に定位できず，それらにうまく到達できなくなる。

　ｂ．対象基準空間の知覚・認知の障害

外界に存在する対象を基点にした空間関係の理解や，対象間に存在する空間関係の理解が障害される。対象からみた左右や前後などの空間的な位置関係がわからなくなる。また複数の対象の間の相対的な空間的位置（布置・配置）関係がわからなくなり，方向判断が困難になる。

3）身体知覚・認知の障害

自分自身の身体も知覚・認知される対象の一つである。自身の身体に関する各種の知覚・認知が障害される。

　ａ．身体部位の知覚・認知の障害

身体部位に関する知覚・認知が障害されると，自身や他者の身体の主な構成部分が知覚・認知されなくなる。目・耳・鼻・口・手・肩・肘・膝などや手の各指などの特徴的な身体部位の同定が困難になる。指示された身体部位を適切に指さしたり，呼称したりできなくなる。

　ｂ．身体位置・方向知覚・認知の障害

身体位置・方向知覚・認知が障害されると，自身を基準にした方向判断が困難になる。自身の身体の左右・前後・上下などの関係の理解や，自身の身体の位置関係を敷衍した外界の方向づけや方向判断ができなくなる。あるいは外界に対する自身の位置づけが困難になる。

　ｃ．身体状態の知覚・認知の障害

自身の身体の構造や機能の状態についての知覚・認知の障害では，障害の発生した自分の状態が適切に理解されなくなる。自身の身体に生じた変化を意識できないために，以前の健常状態と現在の障害状態といった比較や，健常な他者との比較もできなくなる。結果として，自身に生じた病態について悩まない状態を示す。目が見えないことや手が動かないことや人の話がわからなくなっ

ていることなどに無頓着で悩むことがなくなる。

　身体状態の知覚・認知が，単に低下するだけでなく，歪曲してしまうこともある。身体の構造や機能状態に関する情報が誤って意識されてしまい，障害された機能が健常と意識される。また本来の所属意識が失われてしまい，障害された機能は自分以外の他者のものであると意識されることもある。

3．失認のタイプと病巣

　視覚刺激や聴覚刺激の受容といった要素的な感覚には障害がないにもかかわらず，脳損傷に起因して，正常に発達した知覚・認知機能が障害された状態を失認（agnosia）という。視覚や聴覚などの感覚様相の種類や認知障害が生じた対象の違いなどによって，失認の種類は異なる。主な失認について以下に述べる（図3-2参照）。

1）視覚失認（visual agnosia）

　脳損傷の結果，対象を視覚的に知覚・認知することが困難になる場合がある。対象が見えているにもかかわらず，その対象の意味がわからない状態になる。具体的には，見た対象の名前がいえない，また対象について叙述できない，名前を言われた対象を指させない，などの状態を示す。しかし，他の感覚様相を通じた知覚・認知は可能である。聴覚あるいは触覚という別の感覚を通せば対象を知覚・認知することができる。つまり対象の発する音を聞いたり，触れたりすれば，すぐにその対象を理解できる。視覚失認には以下のタイプがある。

　　a．統覚型視覚失認（apperceptive visual object agnosia）

　統覚型視覚失認は対象の形態知覚に障害を示す。見えてはいるが，対象の形や輪郭がよくわからないという症状を呈する。対象の形や輪郭を構成している部分はある程度わかる。しかし，形や輪郭の構成部分を統合して，意味のあるまとまりとして知覚することができない。

　単純な幾何図形や日常的な物品など対象の形がわからなくなる。そのために

対象を描いたり，模写したり，対応づけたりができなくなる。たとえば四角形を構成している縦線や横線などの部分は知覚できるが，その構成部分を全体的に統合してまとまりのある形，つまり四角形として知覚することが困難になる。そのために，形を描けず，写せず，またいくつかの形から見本と同じ形を選べなくなる。

統覚型視覚失認は両側大脳半球の後頭葉損傷，特に両側後頭葉内側面の損傷によって生じやすい。

b．連合型視覚失認（associative visual object agnosia）

連合型視覚失認は対象の意味認知に障害を示す。見えていて，対象の形や輪郭も知覚できているにもかかわらず，その対象が何かわからないという症状を呈する。対象を描いたり，模写したり，対応づけたりすることはできる。つまり，対象の形態的な特徴は知覚できているが，それらが既存の記憶や知識と関係づけられず，対象の意味的な理解が困難になった状態である。

たとえば物品の形を描いたり，形を叙述したり，いくつかの物品から対象物品と同じ物品を選んだりなどの形態に関する課題はできるが，物品の名称や使い方などの意味に関係する課題には困難を示す。

連合型視覚失認は両側大脳半球の後頭葉，特に後頭側頭葉の下部の損傷，または脳梁膨大部と左後頭葉内側面の損傷の重要性が指摘されている。

c．同時失認（simultanagnosia）

同時失認は，統覚型や連合型失認とは異なり，個々の対象は認知できる。しかし，それらの複数の対象からなる全体の意味を理解することができない状態である。状況画などを提示して説明や叙述をしてもらうと，状況画に描かれている個々の対象を指摘することはできるが，個々の対象から構成される全体の意味，言い換えれば状況の理解に困難を示す。

同時失認は両側大脳半球の頭頂後頭葉領域の損傷，または左大脳半球の後頭側頭葉の接合部の損傷の重要性が指摘されている。

d．相貌失認（prosopagnosia）

相貌失認では既知の人物を顔で認知することができなくなる。顔に関して特

異的に生じた視覚失認である。人間の顔以外の他の対象の認知は保たれる。顔の性別，年齢，喜怒哀楽などの顔の表情は理解できる。また目・鼻・口などの顔を構成する部分も知覚できる。いくつかの顔から対象者の顔を同定することはできる場合とできない場合とがある。

相貌失認は右大脳半球後頭葉内側面の損傷，または両側後頭葉内側面の損傷が重視されている。

　e．色彩失認（color agnosia）

色彩失認（広義）では色彩に関する知覚・認知が困難になる。色彩の知覚・認知障害の症状としては，同じ色を対応づけたり，色を識別したり，色名をいえなかったり，言語的に色を同定できなかったりする。これらの症状の組合せによって色彩失認は，①色彩知覚の障害を伴う大脳性色覚障害，②色彩知覚や言語的な色彩の同定は可能だが，色名呼称が特異的に障害される離断性色名障害，そして③色彩知覚は保たれるが，失語に起因して色彩情報の言語的な操作に困難を示す失語性色名障害，に分けられる。

色彩失認に重要な損傷部位としては，大脳性色覚障害は一側または両側の大脳半球の後頭葉内側面下部領域の損傷，離断性色名障害は左大脳半球の後頭葉と脳梁部の損傷，そして失語性色名障害は左大脳半球の頭頂葉領域の損傷の重要性がそれぞれ指摘されている。

2）聴覚失認（auditory agnosia）

脳損傷の結果，対象を聴覚的に知覚・認知することが困難になる場合がある。対象の音が聞こえているにもかかわらず，その対象がわからない状態になる。具体的には，聞いた音から，対象の名前がいえない，対象について叙述できない，対象を指させない，などの状態を示す。しかし，他の感覚様相を通じた知覚・認知は可能である。聴覚失認では，視覚あるいは触覚という別の感覚様相を通せば対象を認知することはできる。対象を見たり，触れたりすれば，その対象を理解できる。聴覚失認には以下のタイプがある。

a．**純粋語聾**（pure word deafness）

　言語音の認知が特異的に障害された状態である。失語とは異なり，発話，読字，書字など他の言語活動は可能である。また言語音以外の音つまり環境音などの認知は保たれる。話し言葉の理解だけが選択的に困難になる。

　純粋語聾の損傷部位としては，両側大脳半球または左大脳半球の側頭葉皮質下の損傷，特に上側頭回の前方部の損傷による一次聴覚領域とウェルニッケ領域との離断が重要視されている。

　b．**環境音失認**（auditory sound agnosia ; auditory agnosia for nonspeech sound）

　環境音の認知が障害される状態である。電話のベルを聞いても，それが電話の音として理解されない。犬や猫の鳴き声を聞いても，それが何の音かわからないといった状態を示す。一方，言語音すなわち人の話し言葉の認知や理解は保たれる。環境音失認の損傷部位としては，右大脳半球の損傷や左大脳半球の損傷が指摘されている。

　c．**感覚性失音楽**（sensory amusia）

　音楽の認知が困難になる。音楽を構成し特徴づけるメロディー，ピッチ，リズム，ハーモニー，音色などの認知がさまざまな程度に障害される。感覚性失音楽は純粋語聾や環境音失認や失語などにおいても生起している可能性が示唆されている。

　感覚性失音楽の損傷部位としては，左側または右側大脳半球の側頭葉の損傷が指摘されている。

3）触覚失認（tactile agnosia ; somatosensory agnosia）

　脳損傷の結果，対象を触覚的に知覚・認知することが困難になる場合がある。対象を手で触っても，その対象がわからない状態になる。具体的には，触れた対象の名前がいえない，対象について叙述できない，対象を指させない，などの状態を示す。しかし，他の感覚様相を通じた知覚・認知は可能である。触覚失認では，視覚あるいは聴覚という別の感覚様相を通せば対象を知覚・認知す

ることはできる。対象を見たり，対象に関連する音を聞いたりすれば，その対象を理解できる。触覚失認の存在に関しては不明な点や議論が多い。以下のタイプがある。

　a．**皮質性触覚障害**（cortical tactile disorder）

　皮質性触覚障害は，対象物の触覚性のさまざまな特徴に関する知覚が困難な状態である。閉眼状態で触れた対象物の大きさ，形，重さ，肌理などの触覚性の属性を適切に識別できない。

　皮質性触覚障害の損傷部位としては，一側の大脳半球中心後回領域（体性感覚領域）の損傷や両側の二次体性感覚領域の損傷が指摘されている。

　b．**触覚性呼称障害**（tactile anomia）

　脳梁離断や脳梁損傷後に手で触れた対象物の呼称が困難になる場合がある。主に左手で触れた対象物の名前がいえなかったり，左手に持った対象物を使用できなかったりする。これは左右の大脳半球をつなぐ脳梁が切断されたために，左手を通して右大脳半球の体性感覚領域に送られた情報が左大脳半球の言語領域に適切に伝達されないことが原因と考えられている。

　c．**触覚失認**（tactile agnosia）

　狭義の触覚失認で，要素的な体性感覚の知覚には明確な障害がないにもかかわらず，手に持ったり触れたりした対象物を認知できない状態である。触覚情報を通じた対象の理解が困難な症状を示す。要素的な体性感覚や知覚が全く正常であるのか，受動的な触知と能動的な触知とで障害が異なるのか，触覚情報の空間的な統合の障害によるのかどうかなど，触覚失認の症状の本質に関連した問題点が多く指摘されている。

　触覚失認の損傷部位は，症状を示す手と反対側の大脳半球の中心後回領域の損傷が重要視されている。

4）空間失認（spatial agnosia）

　対象自体に対する知覚・認知の障害以外に，対象間の関係すなわち空間に関する知覚・認知が困難になる場合がある。個々の対象は理解できても，対象の

空間関係がわからなくなる。空間の存在自体が知覚・認知されなくなったり，対象の相互関係によって特徴づけられる位置が知覚・認知されなくなったりする。空間に関する知覚・認知の障害には以下のタイプがある。

　a．半側空間無視（hemispatial neglect）

　半側空間無視は左側または右側方向の空間に存在する対象に気づかなかったり無視したりする状態を呈する。左側または右側空間が存在しないかのように行動するのが特徴的な障害である。半側空間無視の症状は脳損傷側とは反対の空間側で生起する。半側空間無視には，右半球損傷によって生じる左半側空間無視と，左半球損傷による右半側空間無視の二種類がある。半側空間無視症状の発現頻度や重症度には違いがあり，右半球損傷後の左半側空間無視の方が発現頻度が多くまた症状も重度である。さらに左半側空間無視は右大脳半球損傷後に生じる代表的な高次脳機能障害の一つである。そのためにリハビリテーションや日常生活では，左半側空間無視が問題にされることが多い。

　半側空間無視症状の存在は臨床的には視覚性の課題，特に視空間性の課題で検討されることが多い。実際には聴覚刺激や触覚刺激に対する無視も存在するが，視空間性の課題で症状が顕著に現れる。検査課題としてよく使われるのは，直線の中心に印を付ける線分二等分課題，目標刺激を探して印を付ける抹消課題，図形の模写課題などである。これらの課題が左半側空間無視では左側空間で障害される。一方，右半側空間無視では右側空間での実行が障害される。半側空間無視では，障害空間側と健常空間側での課題の実行状態が顕著に異なる。障害空間側に存在する対象が気づかれず無視される。線分二等分課題では実際の中心点よりも健常空間側方向に偏って印が付けられる。末梢課題では障害空間側領域に存在する目標刺激が見落とされる。図形の模写課題では障害空間側方向に位置する部分が省略されて描かれてしまう，などの誤りが多発する。

　日常生活では，さまざまな場面で半側空間無視の影響が現れる。食事の際に，障害空間側に位置する皿に気づかず食べ残す。歩行の際に，健常空間側方向に偏ってしまう。着衣の際に，障害空間側では服を整えて着ることができない。読書の際には，障害空間側のページで読み飛ばしが多い。書字の際には，文章

が健常空間側方向に偏って書かれてしまう。

　半側空間無視は多彩な症状を示す。必ずしも空間性処理の障害で扱いきれない症状を伴うことも多い。そのために，より包括的に無視症候群（neglect syndrome）と総称されることもある。その際，無視症状は感覚性と運動性の各無視症状に分けて理解されている。感覚性無視（sensory neglect）では，障害空間側に存在する対象への意識性の低下が共通特徴である。一方，運動性無視（motor neglect）では障害空間側への自発性・反応性・応答性の低下や遅延が症状に共通する。

　半側空間無視の損傷部位としては，左右の各大脳半球とも頭頂葉領域（特に下頭頂小葉）の損傷が重要視されている。しかし，前頭葉，基底核，視床など他の領域の損傷によっても出現する。概していえば，大脳前方領域の損傷によって運動性無視，後方領域の損傷によって感覚性無視が生じる。さらに前述のように右大脳半球損傷後の左半側空間無視が出現頻度が高く重症であることが多いことから，右大脳半球の空間性の情報処理に関する優位性が指摘されている。

　b．バリント症候群（Balint syndrome）

　半側空間無視は左側または右側空間といった一側の空間の知覚や認知が困難になる。左半側空間無視と右半側空間無視が合併したような状態，いわば"両側空間無視"ともいうべき症状を呈する場合があり，バリント症候群とよばれている。

　バリント症候群は精神性注視麻痺（眼球運動失行），視覚失調，視覚性注意障害（同時失認）の三つの症状からなる。精神性注視麻痺では，対象に対する視線の移動と固定を随意におこなえなくなる。視線の移動が浮動的であり，対象に到達して固視することに困難を示す。視覚失調は注視した対象を手でつかむことができない状態である。そして視覚性注意障害では，視線を対象に固定して凝視すると，他の対象を意識的に知覚できない状態である。つまり一度に一つの対象しか意識的に知覚されない。これらの状態は，簡単にいえば，左右の空間側に注意を向けられず，注意が一点に固着した状態とみなせる。

バリント症候群の損傷部位としては，両側の頭頂葉（特に上頭頂小葉）損傷の重要性が指摘されている。

5）地誌的見当識障害（topographica disorientation）

外界の地誌的な相互関係や位置関係の認知が障害され，既知の地誌的な関係がわからなくなったり，道に迷ったりすることがある。地誌的な関係に対する見当づけの障害は次の三つのタイプの障害によってもたらされると考えられている。

　a．地誌的記憶障害（topographical amnesia；topographical memory loss）

地誌的記憶障害では，既存の地誌的な記憶が失われる。身近な地誌的記憶障害では，自宅の間取りがわからなくなる。どこが玄関で，どこに居間があるかなどがわからなくなり，間取りを紙に描けなかったり，間違えて描いたり，説明できなかったりする。また本来は知っていたはずの地誌的関係の記憶が低下し，日本の都市の位置関係や自分が住んでいる地域の位置関係がわからなくなる。

地誌的記憶障害は右大脳半球後方領域の損傷後に起きやすい。

　b．道順障害（defective route finding）

本来は知っていたはずの場所に行けなくなるといった状態を呈する。駅や自宅までの道順がわからずたどり着くことができなくなる。また自分の部屋やトイレなどに戻れなくなる。

このような道順をたどることの障害は，いくつかの原因によっていると考えられている。たとえば，一側方向に注意が偏向する半側空間無視，目印や陸標となる建物などの認知障害，"認知地図"のような特定の空間図式に関する記憶の障害などが指摘されている。

道順障害は右大脳半球後方領域の損傷後に起きやすい。

　c．街並失認（landmark agnosia）

「街並」という視覚対象がわからなくなる。「街並」は商店や民家や街路樹などによって特徴的に構成されている。「街並」の構成要素はわかるが，全体と

してのパターンが適切に認知されなくなる。本来は知っていたはずの街並みに対する既知感を喪失してしまう。また新しい場所の風景を覚えられなくなる。
　街並失認は右大脳半球後方領域の損傷後に起きやすい。

6）身体失認（asomatognosia）
　自分自身の身体に関する認識が低下したり欠如したりする場合がある。自分の身体像あるいは身体図式についての知覚や認知や知識が障害された状態を身体失認と総称している。身体失認には次のようなタイプがある。
　　a．半側身体失認（hemiasomatognosia）
　自分の身体の半身に生じた認知障害である。このような状態は，身体半身に生じた疾病に対する認知障害と身体半身に経験する異常な認知状態とに分けることができる。このような状態は左半身において生じる場合が多い。
　身体半身に生じた疾病に対する認知障害の具体的な症状は，身体の片麻痺に対する患者の態度として把握される。臨床的には，①片麻痺の存在に思い悩む様子がない「無関心」，②片麻痺の存在を認識しない「無認知」，③片麻痺の存在を否定する「否認」，といった態度が観察される。
　身体半身に経験する異常な認知状態の具体的な症状は，患者の体験から把握される。臨床的には，①身体半身の存在が感じられない「喪失感」，②身体半身に余分な手が存在することを訴える「余剰感」，③身体半身が自身に帰属することが感じられない「異物感」，などが観察される。また，④身体半身の状態を妄想的に解釈する半身パラフレニー（somatoparaphrenia）とよばれる状態を呈する場合もある。この状態では，麻痺した手をたとえば"プラスチックの手"などと誤って解釈し表現する。
　半側身体失認を引き起こしやすい脳損傷部位としては右大脳半球損傷，特に頭頂葉領域の損傷が重要であると考えられている。
　　b．身体部位失認（autotopagnosia）
　自分の身体の各部分についての認知が障害され，目や鼻や肩や肘などを呼称したり指示できなくなる。このような状態は，左大脳半球後方領域の損傷が示

唆されている。
　　c．手指認知障害（finger agnosia）
　手指認知障害は自分や他者の手指に関する認知障害で，自分や他者の手の各指の呼称や指示が困難になる。また他者の指と自分の指との対応づけができなくなる。
　手指認知障害は左大脳半球の頭頂葉領域の損傷が重要視されてきた。しかし失語や知能低下によっても手指認知障害は生じやすく，局在性のある症状なのか疑問視されている。
　　d．左右認知障害（right-left discrimination disorder）
　左右に関する認知が障害される。左右の見当づけや，左右の概念的理解が困難になる。自分の身体の左右，他者の身体の左右などが理解できなくなる。
　左右認知障害は左大脳半球後方領域の損傷が指摘されている。
　　e．ゲルストマン症候群（Gerstmann syndrome）
　ゲルストマン症候群とは，手指認知障害，左右認知障害，失書，失算の四種類の症状が同時に生じた場合をいう。これらのすべての症状が揃った場合を完全型ゲルストマン症候群，いずれかの症状が欠けた場合を不全型ゲルストマン症候群とよぶこともある。
　ゲルストマン症候群では，互いに種類の異なるこれらの症状がまとまって生起しやすい点を強調して一つの症候群とみなしている。しかし，これらの症状の集まりは偶然にすぎず一つの独立した症候群とみることはできないとする立場もある。
　ゲルストマン症候群を起こしやすい損傷部位としては，左大脳半球の頭頂葉領域，特に角回損傷の重要性が伝統的に指摘されてきた。

7）病態失認（anosognosia）

　自分自身に生じた障害に関する認知が困難になる場合がある。病態失認とは一般的には，麻痺などの客観的に明確な神経学的な障害，また言語障害や記憶障害などの高次脳機能障害の存在を認識しなかったり自覚や気づきが悪かっ

りする状態をいう。

　「病態失認」という用語はバビンスキー（Babinski, M. J.）によって命名され，左片麻痺の存在を否認する患者の状態を意味した。一方，ワインスタインとカーン（Weinstein, E. A. and Kahn, R. L.）は，手や足の麻痺に限らずに，失禁，性的不能，盲，不随意運動，記憶障害など，あらゆる身体的・精神的障害や欠陥に対する否認を「疾病の否認（denial of illness）」と総称した。

　臨床場面で遭遇する疾病の否認には，他にもウェルニッケ失語の患者に時折みられる言語障害に対する病識の欠如，皮質盲の否認（アントン症候群），半側無視患者にみられる自己の身体や外空間の認知障害に対する自覚の乏しさなどがある。

　病態失認の発現機序については，① 身体図式の障害や注意障害など神経学的な要因によるという説，② 疾病への防衛的な態度などの心理的な要因によるという説，そして③ 両者の要因によるとする説がある。現在のところ，病態失認は神経学的な障害に起因する現象であると考えている研究者が多い。

　病態失認は右大脳半球頭頂葉，特に下頭頂小葉の損傷を重要とする報告が多い。一方，病態失認を広義にみた場合，他の脳領域も関連する。たとえば皮質盲に対する病態失認では，辺縁系および後頭葉と側頭葉の皮質連絡を含む病変が重要視されたり，社会的に不適切な行動に対する病識の欠如では，前頭前野の両側性の病変が重要視されたりしている。さらに病態失認を呈する患者は，覚醒水準の低下，自発性の低下，見当識の低下などを伴うことが多いことから，病態失認の発現には，脳の局所的な障害だけでなく，両大脳半球損傷による全般的な脳機能障害が必要であるという指摘もある（坂爪，2003c）。

Ⅳ．行為システムの障害

1．行為機能の特徴

　人間はさまざまに活動する。歩いたり，走ったりして移動する。握手をした

り，手を振ったり，ジャンケンをしたり，手で合図をしたりなど，手の動きによって何かを象徴的に表現する。スプーンやハシで食事をしたり，クシで髪の毛をとかしたり，歯ブラシで歯を磨いたり，ハサミで紙を切ったり，エンピツで文字を書いたり，自動車を運転したり，コンピュータを操作したりなど，種々の道具を操作し使いこなす。

1）行為の目的別種類

日常生活でおこなっている動作や行為は無数に存在する。しかしある目的を達成するための手段という視点から行為をみた場合，多くの行為は基本的には「移動」と「合図・象徴」と「道具使用」とに大別できる。目標対象に接近したり遠ざかったりするための手段としての「移動」行為（歩行など），何らかの意思や意味を伝達する手段としての「合図・象徴」行為（握手による親愛の伝達など），そして目的を適えるためにあるいは目的をより効率よく達成するための手段としての「道具使用」行為とに分けることができる。行為を構成するシステム，行為に関連するシステム，そして行為システムの障害を理解するには，このような「移動」，「合図・象徴」，「道具使用」の各行為の発達過程を考えるとわかりやすい。

2）行為機能の発達的変化

人間の行為の発達過程は，新生児の反射運動期，乳幼児の反射運動から随意運動への移行期，そして学童児以降の随意運動期に分けることができる。

新生児期には，随意的な行為は未だ存在せず，非随意的な種々の反射運動が行為の中核をなしている。たとえば，探索反射，吸啜反射，瞳孔反射，手掌把握反射，バビンスキー反射（足蹠反射）など局所的な反射運動と，モロー反射（驚愕反射），自動歩行反射，非対称性緊張性頸反射，対称性緊張性頸反射など全身的な反射運動がある。これらの新生児期の反射運動は生体の保存と維持を目的としており，系統発生的には古い脳によって，また個体発生的には神経の成熟が早い中脳や延髄や脊髄によって主に営まれている。

乳幼児期は，前述の非随意的な反射運動から随意運動への移行期と位置づけられる。上位の脳である大脳が発達するにつれて，中脳や延髄などの下位の脳によって司られていた新生児期の反射運動のいくつかは抑制され，表面上は観察されなくなる。このことは原始反射の消失とよばれている。しかし，成人でも神経系に損傷が生じた場合，一度は消失した原始反射が再び現れることがある。たとえば，脳出血や脳梗塞後の患者にバビンスキー反射がみられたり，アルツハイマー病などにより大脳皮質の萎縮した認知症患者に吸啜反射や把握反射がみられたりする。上位脳に損傷が生じて，下位脳への抑制が解除された結果，表面上は抑制されていた原始反射が再び出現してくる。随意運動の発達とともに原始反射は消失するが，その一方で随意運動をより効率的に維持するために，他の新しい反射（歩行動作の安定のための種々の姿勢反射など）が出現してくる。

　随意運動の発達過程は粗大運動と微細運動に分けてみることができる。運動の随意性の発達には一般的な方向性があり，原則的には，随意性は頭部から足部方向へ，また身体中心部から周辺部方向へと拡大していく。

　粗大運動は，身体全体あるいは身体各部の比較的大きな動作に対する随意性の発達から把握できる。乳幼児期の具体的な粗大運動の発達は，首すわり（生後4から5カ月頃）に始まり，支え座り（4カ月頃），ひとり座り（7カ月頃），つかまり立ち（9カ月頃），つたい歩き（11カ月頃），ひとり立ち（12カ月頃），ひとり歩き（15カ月頃）と経過していく。獲得して間がない頃の歩行動作は安定性に欠けている。身体全体のバランスの保ち方や，左右の足の踏みだし方などがまだぎこちなく，転倒しやすい。バランスをとるために両手を水平方向へ伸ばして，両足を左右に広げた歩行姿勢をとる。1歳6カ月から3歳頃にかけて歩行動作は上達し，成人の歩行姿勢に近づいてくる。歩行速度も速くなり，歩行可能な移動距離も長くなる。さらに水平面での歩行が上達するにつれて，階段の昇降などの垂直面への歩行も可能になる。他の粗大運動としては，片足立ち，片足飛び，スキップなどが5歳頃までに可能になる。このように，歩行動作を基本にして，「移動」行為に安定性・持続性・多様性が増してくる。

微細運動は，身体各部の細かな巧緻性動作への随意性の発達から把握できる。主には上肢や手指部の動きや，道具を使用する動作の獲得過程から観察できる。具体的には，微細運動の発達は，大まかに次のような経過をたどる。手に触れたものを随意的につかみ始め（3カ月頃），みたものをつかめるようになり（5カ月頃），もったものを放すことができるようになる（12カ月頃）。このように初期では，手掌部や手指部の大まかな動きが可能になる。そして1歳以降から5歳頃にかけて，手掌部や手指部の細かな動きが可能になり，コップやスプーンやハシ，またクレヨンや鉛筆やハサミなどの道具を使用できるようになる。逆に，このような道具の使用経験を数多く積むことによって，種々の微細運動がさらに巧みになり，「道具使用」行為の巧緻性が増していく。

手掌部や手指部の細かな動きの随意性が発達するにつれて，「道具使用」行為が拡大するだけでなく，自分の意思の表現と伝達を音声言語以外に，身体（頭や手など）の姿勢や動きによってもおこなうようになる。頭を振って拒否の意思を示したり，指さしによって要求を伝えたり，手を振って別れを表現したりする。また手の形によって，実際の物品を代用表現したり象徴したりするようになる（ジャンケンのチョキの形でハサミを表現するなど）。このように「合図・象徴」行為が可能になり，その種類も拡大していく。

2．行為機能の障害

人間は目的を達成するために行為する。行為を目的達成の手段としてみた場合，前述のように基本的には「移動」，「合図・象徴」，「道具使用」の各種の手段的な行為に大別できる。行為システムが障害された場合には，これらの行為が困難になる。

人間の実際の行為にはいくつかの要因が関与する。たとえば，ある運動や動作や行為を実行しようとする意欲，実際に操作する対象となる道具や物品の認知および使用法の理解，行為内容に関する言語的指示の理解，そして行為の実行器官である身体特に上肢や手指部の感覚や運動機能などが関係する。これら

の関連要因が障害されているとき，つまり意欲障害，認知障害，言語障害，感覚障害，運動障害などの存在は，行為の正確な実行を妨げる。意欲障害は行為の発動を妨げる。認知障害は使用したり操作したりする対象である物品や道具自体の理解を妨げる。言語障害は行為の指示内容の理解を妨げる。感覚障害（感覚の低下や脱失）や運動障害（麻痺や失調など）は，手指と道具の正確な対応関係や加える力加減の調整を困難にし，運動や動作の実行自体を妨げる。

　これらの関連要因が健全であるにもかかわらず行為に障害がみられる場合，あるいは関連要因の不全さからは行為の障害を十分に説明できない場合，失行（apraxia）が生起していると考えられる。運動や動作や行為をおこなう意欲があり，操作・使用する対象がわかっており，指示された内容が理解できていて，上肢・手指部の感覚や運動が健全であるにもかかわらず，指示された簡単な運動や動作や行為を誤っておこなったり，指示された物品や道具を誤って使ったりする動作や行為がみられる場合，失行が存在していると判断される。つまり簡単にいえば，失行は運動実行器官に異常がないにもかかわらず，正常に獲得された目的的な運動や行為を実行できない状態といえる。

　失行の特徴の一つとして，実際の日常生活で自然な手がかりが整っている状況（その動作や行為を引き起こす自然な手がかりが多い場面）では出現しにくいという点がある。したがって，失行の存在を明らかにするには，自然な手がかりを少なくした状況を設定して観察する必要がある。通常は，口頭命令（言語的指示）による動作の実行，模倣（検査者の動作をまねる）による動作の実行，物品や道具を実際に使用する動作の実行など，手がかりの程度を考慮して試すことが必要である。

　運動や動作や行為に観察される障害像や症状には，次のものがある。

1）巧緻性の障害

　動作や行為がなめらかさを失い，ぎこちなく，不器用になる。特に微細な運動を実行する身体部位である手指部の精緻な動き，個々の指の独立した動き，正確な動きなどがうまくできなくなる。明らかな運動マヒや感覚低下が存在し

ていなくても，種々の運動や動作や行為にこのような巧緻性の低下が生じる。

2）実行位置の障害

　動作や行為が，本来実行されるべき位置から離れたり外れたりしたところで，実行されてしまうことがある。「合図・象徴」的な行為の意味を他者に示すには，「合図・象徴」を構成して表現する身体部位（上肢・手指部）と他の身体部位との位置関係が適切に保たれる必要がある。たとえば，別れを象徴する動作（バイ・バイの動作）表現は，頭部付近で手を振らなければならない。また「道具使用」行為では，道具とその道具が指向する対象との位置関係が適切であることが必要である。クシは頭髪を対象として使用される道具であり，クシの使用動作は頭部付近でなされなければならない。

3）実行対象の障害

　動作や行為が，本来実行されるべき対象に対して実行されず，身体部位自体を代理的に対象として実行してしまう場合がある。たとえば，カナヅチを使う動作が要求されれば，通常はカナヅチをもったポーズで上肢を上下に交互に動かして叩く動作をおこなう。実行対象の障害では，手掌部自体をカナヅチとして扱い，握った手掌部で机上を叩く動作が観察される。

4）実行内容の障害

　動作や行為が，本来実行されるべき内容と入れ違って実行されることがある。本来意図したものとは異なる動作や行為が実行される。たとえば，クシを使う動作をすべきところなのに，カナヅチを使用する動作を実行してしまう。それがクシであり，クシが髪をとかす道具であり，また髪をとかすしぐさがクシの使用動作であると理解していても，他の動作を実行してしまう状態である。このような現象は錯行為（parapraxia）とよばれている。

5）実行順序の障害

動作や行為が，本来実行されるべき正しい順序にしたがって実行されないことがある。意図した動作や行為の順序とは入れ違った順序で実行されてしまう。たとえば，印鑑を朱肉につける前に，印鑑を紙に押す。急須にお茶の葉を入れる前に，急須にお湯を注ぐ。ある複雑な行為は，特定の系列をなした個々の動作や行為から構成され，それらの動作が順次実行されることによって成り立っている。実行順序の障害は，個々の動作や行為の実行順序が取り違えられて，誤った系列で実行されてしまうものである。また先行の動作や行為が反復して出現する場合もあり，保続（perseveration）とよばれている。

3．失行のタイプと病巣

前述の行為システムを構成したり，関連したりする下位システムの障害よる症状の組み合わせによって，失行はいくつかのタイプに分類できる。失行のタイプ分類は，研究者によって異なり，いくつかの他の分類も存在する。ここでは，最も一般的なリープマン（Liepmann, H.）の分類（古典的分類）にしたがって失行を分けて，各タイプの失行症状にみられる特徴と脳損傷部位について述べる（図3-2参照）。

失行のタイプ分類は主に，運動や動作や行為の巧緻性，「合図・象徴」行為，単一の「道具使用」行為，複数の「道具使用」行為などの各種の行為において，前述の種々の障害像や症状が観察されるかどうかによって決定されている。

失行症は一般に以下のように分類されている。

1）肢節運動失行（limb kinetic apraxia）

感覚低下や筋力低下や運動マヒや不随意運動など，正常な運動を妨げる要因が明らかには存在していないにもかかわらず，精密な運動や巧緻的な動作が困難になる。特に精緻な運動や動作を担う身体部位である手指部の微細な動きの調節がうまくできなかったり，各指の分離した運動が困難であったりして，全

体として諸種の動作や行為が巧緻性を欠き拙劣で不器用になる。

　上肢の回内・回外などの運動，手掌部の開閉などの比較的単純な動作，第一指と他指とのタッピング動作，机上のコインを指先で摘むなど，上肢や手掌部の交代的な変換運動や指先の微細な巧緻性動作を通じて拙劣さや不器用さの存在を観察する。

　肢節運動失行は，中心回周辺領域の損傷により，損傷側半球と反対側の上肢に現れる。

2) 観念運動失行 (ideomotor apraxia)

　要素的な運動や非学習性の動作は問題がないにもかかわらず，発達や経験を通じて学習し習得してきた類の慣習的な「合図・象徴」行為や単一の「道具使用」行為が障害される。"バイ・バイ"といった別れを表現する動作，"オイデ・オイデ"といった接近を呼びかける動作，"敬礼"といった畏敬の念を示す動作など，所属社会で伝統的・慣習的に用いられている「合図・象徴」行為がうまくできなくなる。また，ハサミやクシやカギやカナヅチなどの日常的な品物や道具を使用することが困難になる。これらの動作や行為が拙劣で不器用であったり，クシを使う動作をしようとしたのにカナヅチを使う動作をおこなってしまったりなど，意図した行為とは別の行為が実行されたりする（錯行為）。慣習的な動作を実行する空間的な位置や，物品や道具を使用する空間的な位置が正確に保持されず，本来の位置とは異なった位置で実行されることもある。たとえばクシの使用動作が本来の位置である頭部付近からかなり離れた位置で実行されたりする。

　このような「合図・象徴」行為や単一の「道具使用」行為の障害は，日常生活よりも検査室などの非日常的な場面で出現しやすい。当該行為が日常的におこなわれる自然な状況では目立たないことが多い。これには，当該行為への意図性の要求の高さの違いが反映されていると考えられる。日常的・自然的な状況では比較的非意図的・自動的に実行されている行為が，改めて強い意図性の下で実行される際に，障害が出現しやすい。したがって，失行の存在を確かめ

るには，口頭命令，模倣，物品や道具を実際に提示するなど，行為に対する意図性の負荷程度を変えて障害の有無を観察することが必要である。

観念運動失行は，左半球の頭頂葉，特に下頭頂小葉を含む病巣によって生じやすい。

3）観念失行（ideational apraxia）

要素的な運動，非学習的な動作，「合図・象徴」行為，そして単一の「道具使用」行為は実行できるにもかかわらず，物品や道具を用いる一連の動作や行為（複数の動作や行為の系列）あるいは複数の「道具使用」行為の実行が障害されることがある。一連の動作や行為を実行する際に，動作や行為の論理的な実行順序が入れ違ったりする。たとえば，印鑑を朱肉につけて紙に押すという一連の行為（印鑑，朱肉，紙を順序よく使うことが必要）を実行するように要求したり，お茶を入れる一連の行為（魔法瓶，急須，茶筒，湯飲み茶碗を順序よく使うことが必要）を実行するように要求したりした場合，行為系列を構成する各行為の順序が入れ違って実行されたり，行為系列中の特定の行為が繰り返されたりあるいは省略されたりして，全体の行為系列が正確に完了しない。

系列的な行為であっても，それらが過剰に学習されて自動化が強く進行している場合には，うまく実行できることがある。また系列行為が自動的に進行するための手がかりが豊富に存在する状況では，障害が現れない場合もある。系列行為の実行の可否は，実行を要求する行為系列の長さや複雑さ，言い換えれば行為系列の意図性の高さや処理水準の深さが障害が出現する要因となる。したがって観念運動失行と同様に，口頭命令，模倣，物品や道具を実際に提示するなど，行為に対する意図性の負荷程度を変えて障害の有無を観察する必要がある。

一般的には，観念失行は道具や物品の操作に必要とされる系列的な活動を計画することに困難さが存在すると考えられている。前述の観念運動失行は単独で出現することが認められているが，観念失行は観念運動失行と同時に出現することが多い。また観念失行を有する者は，全般的な知能低下を同時に合併し

ている場合も少なくない。このために，観念失行が単独で存在する臨床症状かどうかや，症状の解釈を巡って，論争が多い。

観念失行は，左半球の後方領域特に頭頂葉の病変や，両側半球の損傷によっても観察される。

4) 口部顔面失行 (oral apraxia ; buccofacial apraxia)

顔面，口唇，頬，舌，咽頭，そして喉頭部における熟練した動きを言語命令や模倣によって実行することが困難になる。たとえば，舌を出す，舌打ちをする，息を吹く，口笛を吹く，咳払いをする，ストローで吸うなどの動作を実行するように指示された場合，うまく実行できない。しかし反射的におこなう場合や，より自然な条件下では，これらの動作はうまく実行されることが多い。口の周りに付着したパンくずやご飯粒などは，舌を動かして巧みにとることができる。また眼前にある火のついたマッチを吹き消したり，実際にストローでジュースを飲むことなどはできる。

これらのことから，口部顔面失行にみられる動作の困難さは運動マヒなどによるものではなく，より高次なレベルの障害つまり動作のプランニングや組織化の障害，あるいはそれらの情報が運動野へ伝達される段階で障害が生起していると考えられている。

口部顔面失行は，左大脳半球の前方領域の病変（前頭弁蓋部，島前方部）で生じやすい。

以上の失行のほかに，行為に関連する障害には次のものがある。以下の障害には，行為障害（失行）の要素と認知障害（失認）の要素の両者が混在しているために，失行に分類するのは必ずしも妥当とはいえない。しかし，伝統的には失行に分類されてきた障害であるので，ここで取り上げておく。これらは失認に分類される場合もある。

5）構成失行（constructional apraxia）または構成障害（constructional disorder）

　種々の構成活動が障害される。視知覚は保たれ，構成活動とは直接関係しない他の運動や動作や行為は問題なくおこなえるにもかかわらず，形を描いたり，積み木の構成などがうまくできなくなる。たとえば菱形や六角形や立方体などの幾何図形がうまく描けなくなったり，絵が下手になったり，文字の形が崩れたり，積み木をうまく作れなかったりする。したがって，構成失行（障害）の原因は視知覚自体や行為自体の障害ではなく，両者の機能を連絡あるいは統合する段階で障害が生じていると考えられる。さらに構成活動は，知的機能や視空間性処理機能と関連性が深いことも指摘されている（坂爪ら，1995）。この点で，構成失行（障害）は他の失行とは質的に異なる側面をもっている。

　構成失行（障害）の評価課題には，比較的単純な幾何図形の模写，描画，積み木模様の構成，三次元の積み木構成などを用いることが多い。これらの課題を通じて観察される構成活動の特徴的な誤りとして，次のものが指摘されている（Capruso et al., 1998）。

　a．不注意に起因する誤り（attentional error）

　健常者にもみられる不注意による誤りで，本来の構成障害による誤りとは異なる。模写課題で模写対象の要素を省略したり，積み木模様の構成課題などで積み木の模様の配置方向を間違えてしまったり，積み木構成課題で積み木を回転させて配置してしまったりなどする。

　b．無視に起因する誤り（neglet）

　半側空間無視が存在することによる誤り。描画や積み木構成課題などで，右半球損傷後の左半側空間無視の場合は左側の構成要素が，また左半球損傷後の右半側空間無視の場合は右側の構成要素が単純化したり，歪曲したり，抜け落ちたりする。これは構成行為自体の障害というよりも，視空間知覚の異常に起因するものである。

　c．単純化（simplification）

　模写課題や構成課題の見本よりも，構成要素の細部が全体的に簡略化・単純

化されて描かれたり形作られたりする。

　d．くっつけ反応（closing-in）

　模写課題で模写図形を模写見本の図形に重ねて描いたり，くっつけて描いたりする。また積み木構成課題では，見本の積み木に接して形作られたりする。

　e．積み上げ反応（vertical piling-up）

　積み木構成課題で，部品の積み木を垂直方向に単純に積み上げてしまう。崩れ落ちるまで積み上げることが多い。

　f．並べ上げ反応（horizontal stringing-out）

　積み木構成課題で，部品の積み木を水平方向に並べてしまう。垂直方向や奥行き方向が無視されたかのように，積み木の横並べがおこなわれる。

　g．取り壊し反応（dismantling）

　積み木構成課題で，見本のように積み木を構成するのではなく，見本の積み木を壊してしまう。

　h．無目的的な反応（nonpurposeful activity）

　本来の構成活動とは無関係な目的性のない反応をおこなう。無目的にペンを走らせたり，積み木を反復して動かし続けたりなどする。"見本の通りに形作る"といった方向性のある動きが実行されない。

　i．保続反応（perseveration of design elements）

　いくつかの段階からなる構成行為中のある段階の構成行為が反復されてしまい，次の段階の構成行為に移行しない。そのために，構成活動を最終的に完了することができない。

　j．自己修正の欠如（failure to self-correct）

　構成活動中に生じた誤りを修正することができない。その誤りのために構成課題を解決するのに問題が生じていることに困惑し，また最終的に構成課題を完成できないことに気づいてはいても，その誤りを自ら修正しようとしない。

　構成失行（障害）は左右どちらの大脳半球損傷後にも生じる。どちらの大脳半球の場合も，特に頭頂葉領域の病変との関連が深い。しかし構成失行（障

害）は前頭葉の病変によっても生じることがあり，この場合は構成活動のプランニングの困難さが原因とされている。また左右半球の損傷側の違いによって構成活動には特有の困難さが観察されることが指摘されている。左半球損傷後の構成失行は，単純化を起こしやすい。多くの構成操作を必要とする課題で困難を示しやすいが，全体的な模様などの空間的配置関係は維持されやすい。一方，右半球損傷後の構成失行は，構成活動が組織的におこなわれない。余計な線を描いたり，図を構成する要素の空間的配置関係が歪み，また左半側空間無視による構成要素の脱落などの誤りが生じやすい。概して，右半球損傷後の構成失行（障害）は知覚的障害の要素が大きく，左半球損傷後の構成失行（障害）は構成活動の実行手順の段取りの悪さといった行為的障害の要素が大きい（坂爪，2003d）。

6）着衣失行（dressing apraxia）または着衣障害（dressing disorder）

着衣行為が障害される。他の運動や動作や行為に問題はないが，衣服をうまく着ることができなくなる。衣服の上下や左右を取り違えたり，裏表を間違えたりする。ボタンを掛け違えたり，腕を袖に通し違えたりなどする。また衣服をきちんと整えて着ることができないために，着方がだらしなくみえるようになる場合もある。

着衣をうまくおこなうには，衣服自体の上下・左右・表裏，自身の身体，さらに衣服と自身の身体との空間的位置関係が正確に知覚・認知されて対応づけられなければならない。したがって着衣失行（障害）は，視空間知覚や構成力や身体認知などにおける問題と関連しやすい。そのために着衣失行（障害）の出現には観念運動失行，半側無視，身体図式（body image）の障害，空間的な失見当などが基盤になっていると考えられたりもしており，症状としての独立性が論議されることも少なくない。

着衣失行（障害）は，両側大脳半球損傷または右側大脳半球損傷によって生じやすい。特に頭頂葉を中心に大脳後方領域の病変と関連が深い。

V. 記憶システムの障害

1. 記憶機能の特徴

　記憶は生体内・外の情報をある時間保存して，後にその情報を再現して利用する一連の機能をいう。記憶はただ一つの過程ではなく，いくつかの過程に分けられる。伝統的には，記憶は記銘（覚える・符号化）・保持（貯える・貯蔵）・想起（想い出す・検索）というように三つの過程に分けて考えられてきた。最近では，人間を一種の情報処理系とみなして，記憶現象も情報処理過程としてモデル化して考えることがよくおこなわれている。

　記憶現象は多様であり，記憶過程は観点の違いによって，分類も異なる。よく用いられる記憶の過程や種類の分類は，① どのくらい長く情報を保持できるか，② どのような種類の情報を保持するか，③ どのような仕方で情報を処理するか，といった観点から大別できる。

1）情報の保持時間の違いによる記憶の分類

　情報が保持される時間の長さの違いによって，記憶は感覚記憶，短期記憶，長期記憶に分けられる。各記憶は保持時間の違いだけでなく，保持可能な情報量（容量）の違いによっても特徴づけられる。この保持時間の違いによる記憶の分類は認知心理学の記憶の情報処理モデルに由来している（図3-4参照）。

a．感覚記憶（sensory memory）

　感覚記憶は感覚器が受容した刺激情報をごく短時間保持するもので，視覚，聴覚，触覚など各感覚モダリティに対応した感覚記憶が想定されている。感覚記憶は現象的には，感覚と記憶の中間に位置するようなものであり，感覚情報の一時的な貯蔵庫と考えられている。感覚器が受容する刺激の情報量は莫大であるが，感覚記憶に保持される情報量はほぼ同程度であり，保持可能な時間は視覚刺激では数百ミリ秒以内，聴覚刺激では数秒以内とされている。

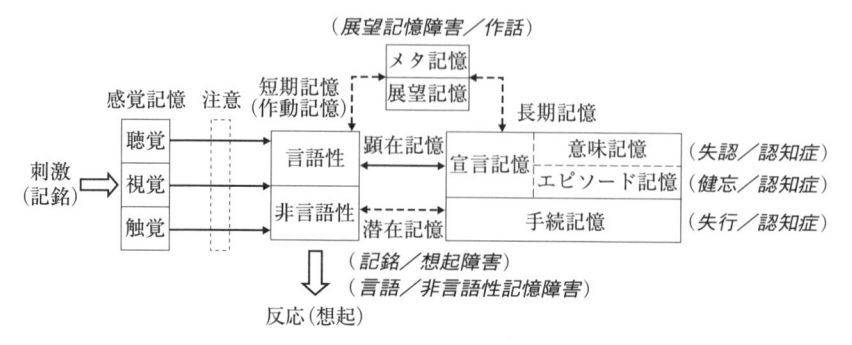

図3-4　記憶の心理学的モデルと認知・記憶障害の関係
出所）坂爪一幸：各障害の診断とリハビリテーション―記憶障害，本田哲三（編）：『高次脳機能障害のリハビリテーション―実践的アプローチ』, pp. 62-81, 医学書院, 東京, 2005より引用

b．短期記憶（short-term memory）

　感覚記憶で注意を向けられた情報は，次に短期記憶で一時的に保持される。短期記憶では情報が短時間保持され，保持情報が意識的に操作される。短期記憶が情報を保持できる時間は，もし主体が情報を保持するための試みや操作を何もしなければ，20秒間程度であり，その後，短期記憶内の情報は消失してしまう。たとえば電話をかけるために電話帳をみて，電話番号を一時的に覚えておく程度の短い時間しか情報は保持されない。そして保持情報（電話番号）は電話をかけた後には忘れ去られてしまう。これは短期記憶だけで情報が処理されたためである。

　短期記憶で一時的に保持された情報は，リハーサル（rehearsal：頭のなかで情報を反復）されたり，他の情報と関連づけられたり，意味づけられたりなど，意識的に操作されることによって，短期記憶から消失するのを免れることができる。情報が短期記憶内に一定時間以上留めおかれることになる。短期記憶内に情報をある程度の時間保持し続けているうちに，情報は長期記憶に転送される。たとえば，大事な電話番号の場合は，頭のなかで何度も繰り返したりしている。このような保持の操作を短期記憶でおこなっているうちに，電話番号は長期記憶に転送されて貯蔵される。このような情報の操作という点を強調して，

短期記憶を作動記憶（working memory）とよぶことがある。

短期記憶で処理・操作できる情報量には限界がある。短期記憶では一定量以上の情報は処理されない。短期記憶が処理可能な情報の容量は記憶範囲検査（memory-span test）によって測定できる。記憶範囲検査では，数や文字の系列を聴覚的または視覚的に提示し，直後に再生させる。記憶範囲は，成人の場合でも7±2程度にとどまる。ミラー（Miller, G. A.）は，これを「不思議な数7±2（magical number 7）」とよび，短期記憶内で一度に処理可能な最大の情報量であるとした。この「不思議な数7±2」は物理的な量に直接的には規定されない心理的な量であり，単位はチャンク（chunk：まとまりを意味する心理学的意味処理単位）で表されている。つまり数であれ単語であれ，音韻数（聴覚的提示の場合）のような物理的刺激量よりも，数単位，単語単位といった意味単位で処理される。

　c．長期記憶（long-term memory）

長期記憶に入った情報は，短期記憶とは異なり，直接意識されたり操作されたりすることはない。つまり記憶の一般的な過程のうち，記銘と想起は短期記憶を介して意識的におこなわれるが，長期記憶では情報は非意識的に長期間（ほぼ永続的に）貯蔵される。たとえば，長期記憶に納められた電話番号はずっと保存され，必要なときに短期記憶に呼び戻されて意識され，実際に電話をかけることになる。また長期記憶が貯蔵できる情報の容量はほぼ無限と考えられている。

長期記憶に送られた情報は，無秩序に雑然と保存されるのではなく，ある程度整理されて分けて貯蔵される。言語的に処理したり表現したりできる宣言記憶（declarative memory）と，自転車の乗り方や泳ぎ方やネクタイの締め方などのように，言語的に処理したり表現したりするのは難しいが，身体的には容易に処理・表現できる（身体的に再現できる）技能的な手続記憶（procedural memory）とに分けられて保存される。

宣言記憶はさらに意味記憶（semantic memory）とエピソード記憶（episodic memory）とに分けられる。意味記憶とは，いわゆる知識的な情報に関する記

憶で,「日本の首都は東京である」,「鳥は空を飛ぶ」,「1年は365日ある」などの社会的に誰もが知っているような情報や,これまでの教育や経験を通じて獲得してきた情報の集積である。このような知識的な記憶は,いつ・どこでといった時間・空間的な制約を越えて,誰もが共通してもっている類の普遍的な情報や概念に関する記憶といえる。一方,たとえば「小学校の3年生の運動会で1等賞になった」,「先週,家族と一緒に旅行に行った」,「昨日,職場で会議があった」など日常生活の出来事に関する記憶をエピソード記憶とよんでいる。ある個人の体験したことが,その個人に特有の時間と空間(いつ・どこで)の文脈に関連づけられた情報の集積がエピソード記憶である(図3-4参照)。

2) 記銘後の経過時間の違いによる記憶の分類

ある出来事を経験してから,どのくらいの時間経過がたっているかによって記憶を分けることがある。この分類は記憶の臨床的な視点に由来している。

　a. 瞬間記憶(immediate memory)

前述の記憶の情報処理モデルにおける短期記憶とほぼ同一の記憶である。記銘材料や刺激を提示した直後に,想起(再生)してもらうことで確認する非常に短時間の記憶である。記銘後の経過時間の範囲は数秒から数十秒程度である。

　b. 近時記憶(recent memory)

記銘後の経過時間が瞬間記憶より長いが,遠隔記憶よりは短い記憶である。この記憶の経過時間の範囲は明確に規定されてはいないが,数分から数時間,あるいは数日間の範囲で使用されている。臨床的には記憶材料を記銘後,3分から5分経過した後に想起してもらったり,2・3日前の出来事を尋ねたりして確認することが多い。

　c. 遠隔記憶(remote memory)

経験(記銘)後の経過時間が数週間から数年あるいは数十年範囲の記憶である。昔の出来事に関する記憶である。各個人にとっての過去の重要な出来事や,誰もが知っているはずの社会的な出来事(事件)などを尋ねて確認することが多い。

3）記憶情報（材料）の種類（内容）の違いによる記憶の分類

記憶はどのような種類の情報（材料）を記銘・保持・想起するかという点から，いくつかの種類に分けることができる。

a．視覚・聴覚・触覚性記憶（visual, auditory and tactile memory）

記憶する刺激材料がどのような感覚受容器を通して受容されたかによって，感覚様態別に記憶を分けることができる。視覚性記憶は視覚刺激の受容器である眼，聴覚性記憶は聴覚刺激の受容器である耳，そして触覚性記憶は触覚刺激の受容器である皮膚（主には手掌）を通じて形成された記憶である。

b．言語性・非言語性記憶（verbal and nonverbal memory）

記憶する刺激材料がどのような様式で処理されるかによって，記憶を分けることができる。単語，短文，物語，数などは視覚的，聴覚的，あるいは触覚的に提示されても，いずれの場合も言語的な処理を施されて記憶される。このような記憶を総称して言語性記憶とよぶ。

一方，記憶する刺激材料には言語的な処理を直接的には受けないか，あるいは受けづらいものも存在する。形，色合い，空間的な位置や配置関係，匂い，味覚，触感などのうちには明瞭な言語的処理が困難で，いわゆるイメージとして記憶されるものが存在する。このような記憶を総称して非言語性記憶とよぶ。

c．自伝的記憶（autobiographical memory）

前述のエピソード記憶の一つで，個人にとって重要な意味をもつ出来事に関する記憶である。各出来事が特定の時間的・空間的文脈に位置づけられている記憶という点では，エピソード記憶と共通するが，自伝的記憶には日常の定型的な出来事についての記憶は含まれない。日常生活で頻繁にまた習慣的に経験している類の出来事は，個人にとってはあまり意味がなく，重要な出来事でもない。このような記憶は，エピソード記憶ではあるが，自伝的記憶とはよばない。

4）意識水準の違いによる記憶の分類

記憶の過程がどのように意識されるか，つまり記銘や想起の仕方の様式に

よって，記憶を分けることができる。

　a．潜在記憶（implicit memory）

　過去に経験したことを想起するに際し，自分の過去経験を想い出すという意識を伴わない類の記憶を潜在記憶という。伝統的な記憶検査では，ある刺激材料を記銘してもらい，ある一定時間経過後に，記銘した刺激材料を想起してもらう形式をとっている。刺激材料を想起させて保持程度を測定している。通常，想起は再生法と再認法を用いて検査される。このとき，過去に経験した刺激材料の想い出しは意識的におこなわれる。しかし日常の行動や判断には，このような想い出しを明瞭に意識しないものが数多く存在している。日常生活上の行動や判断の基盤には，意識されない過去経験の記憶が関係していると推定される。このような記憶を潜在記憶とよぶ。

　b．顕在記憶（explicit memory）

　過去経験を想起する意識を伴わない潜在記憶に対して，想起意識を伴う記憶を顕在記憶という。前述のように，再生法や再認法で保持情報を検査する場合には，想い出すという意識を明瞭に伴って想起されている。日常生活のなかでも，このような想起意識を伴う類の記憶は，顕在記憶に分類される。

5) 計画や管理という点からみた記憶の分類

　経験を蓄えるという意味での記憶ではなく，記憶過程や記憶状態をどのように計画したり管理したりするかという点から，記憶を分けることができる。

　a．展望記憶（prospective memory）

　記憶の機能には，過去の保管というだけでなく，未来に向けた計画という面もある。展望記憶とは，現時点（現在）よりも将来の時点（未来）で，計画や活動を実行することを覚えておく記憶をいう。たとえば，約束した時間に電話をかける，指定された日に訪問するなどの類の記憶がこれに相当する。展望記憶は将来の予定に関する記憶，あるいは未来に関する記憶といえる。

　b．メタ記憶（metamemory）

　自分自身の記憶過程や記憶状態に関する記憶をメタ記憶という。記銘時や想

起時の難易感(覚え易さや覚えづらさ,想い出し易さや想い出しづらさの感じ)や既知感(既に知っているという感じ),記憶学習の進行感(憶えた程度の感じ)など,人間は自分自身の記憶の過程や状態をある程度意識している。これは,言い換えれば,人間は自身の記憶過程や記憶状態を絶えず監視しているといえる。メタ記憶には,記憶の性質についての知識,自己の記憶能力についての判断,記憶過程の監視と制御などが含まれる。

2. 記憶機能の障害

前述のように,記憶はただ一つではなく種々存在し,各種類の記憶はそれぞれが別個に障害されてしまう場合がある。以下に述べる各種の記憶の障害は,前述の記憶機能のうち,記憶障害の患者に臨床的に観察されるものをまとめたものである。

1) 短期記憶(作動記憶)の障害

短期記憶あるいは作動記憶は情報を一時的に保持し意識的に操作することを特徴とする。このような短期記憶が障害された場合には,情報の保持容量が低下したり,保持情報の操作力が低下したりする。

短期記憶における情報の保持容量は,前述のように通常は,「7±2」チャンクの範囲内である。つまり保持容量には個人差があり,容量の多い人で「9」チャンク,少ない人で「5」チャンク,そして平均的な人では「7」チャンクである。短期記憶が障害された場合には,この保持容量が「7±2」チャンク以下に低下する。短期記憶の保持容量が低下すると,一度に保持できる情報量が少なくなり,効率的な記銘や想起や情報処理が困難になる。

短期記憶(作動記憶)における情報の操作力の低下は,一時的に保持した情報をリハーサルしたり,構造化したり,意味づけたりなどの困難さとして現れる。生体内・外から取り入れた情報を意識的に操作したり解釈したりすることが困難になる。さらに一時的に保持した複数の情報を比較したり統合したりな

どの情報の操作がうまくできなくなったりする。

2）短期記憶と長期記憶間の情報転送の障害

　短期記憶の情報は長期記憶に転送されてほぼ永続的に保存される。また長期記憶に保存された情報は必要に応じて短期記憶に呼び出され，意識的に利用される。短期記憶から長期記憶への情報の転送は記銘に，また長期記憶から短期記憶への情報の転送は想起に相当する。

　短期記憶から長期記憶への情報転送が障害されれば，記銘力障害が生じ，新しいことが覚えられなくなる。一方，長期記憶から短期記憶への情報転送が障害されれば，想起障害が生じ，以前の情報を適切に思い出せなくなる。

3）エピソード記憶の障害

　エピソード記憶は長期記憶の一種であり，記憶情報が特定の個人の時間と空間の文脈に組み込まれ，個人の連続性を保つような記憶である。個人がある出来事を経験したのはいつ・どこであったかという記憶である。このようなエピソード記憶が障害された場合には，個人がこれまでに経験してきた出来事を想起することができなくなる。また経験した出来事の時間的な位置づけ（年月日）が困難になったり，混乱したり，順序が曖昧になったりする。さらに出来事を経験した空間的な位置関係（場所）が混乱したりする。

4）意味記憶の障害

　意味記憶は長期記憶の一種であり，言語や規則や概念などの知識の集積した記憶である。これらを獲得した経験は特定の出来事であるが，その学習がなされた特定の時間・空間的文脈からは独立した記憶である。知識の想起に際しては，獲得時の文脈は必要としない。このような特徴をもつ意味記憶が障害された場合には，これまでの教育や職業などの経験を通じて獲得してきた種々の概念や知識が失われたり混沌とした状態になったりする。いわゆる一般的な知識が欠落したり，知識に基づいた常識的な判断が困難になったりする。場合に

よっては，特定の範囲の概念や知識だけが特異的に欠落することもある。

5）手続記憶の障害

　手続記憶は長期記憶に属し，言語的に処理可能な情報と異なり，身体的な処理を通じて獲得された技能的記憶である。ハシやエンピツやハサミなどの使い方，イスへの座り方，ヒモの結び方など種々の道具の使い方，また泳ぎ方，自転車の乗り方，踊り方など身体的な経験に基づいて習得された技能に関する記憶である。手続記憶が障害された場合には，このような種々の技能がうまく実行できなくなる。言語的・知識的には理解していても，身体的に記銘したり想起したりすることが困難になる。つまり頭ではわかっていても，新しい技能をうまく獲得できなかったり，以前はできていた技能をうまくやれなくなる。

6）言語性記憶の障害

　言語性記憶とは，記憶材料を言語的に処理して記銘・保持・想起する記憶過程の総称である。命名して覚えたり，意味づけて覚えたりする記憶である。言語性記憶の障害では，イメージ処理による視覚性記憶など，他の種類の処理による記憶に比べて，言語的処理を施して記憶することが特異的に困難になる。

7）非言語性記憶の障害

　非言語性記憶とは，言語的な処理を施して記銘・保持・想起するのが困難な類の記憶の総称である。非言語性記憶の代表は視覚性記憶あるいはイメージによる記憶である。非言語性記憶障害では，言語性記憶は比較的よいが，図形（特に命名が困難な図形）や場面などイメージ的な記憶が特異的に困難になる。

8）展望記憶の障害

　展望記憶は将来に実行すべき計画や活動を覚えておく記憶であり，将来の予定に関する記憶である。展望記憶の障害では，定められた時間に服薬することをその時点で想い出せない，約束の日時に訪問することをその時点で想い出せ

ないといった様相を呈する。あらかじめ決めておいた予定の行動や先々に実行すべき予定の事柄を，実際に実行すべき時点でうまく想起できない状態になる。

9）メタ記憶の障害

　メタ記憶は，自分自身の記憶の状態についての認識や，記憶過程の監視と制御を営む。このようなメタ記憶が障害された場合には，記憶過程自体や記憶に関連する活動に変調が生じる。記銘時や想起時の難易感が不適切になるために，適切な記銘方略や想起方略が採用されなくなる。記憶学習の進行状態に関する認識も曖昧になり，記憶学習が中途半端で終了したりする。また自身が想起した記憶情報の妥当性についての判断も不適切になり，誤って想起した記憶情報を訂正できなかったりする。さらに自分自身の記憶障害の状態についての病識がなくなることもある。

3．記憶障害のタイプと病巣

　臨床的には記憶障害は健忘症状群（amnesic syndrome）と総称されている。健忘症状群とは，脳に生じた病変によって，意識状態や知的機能は保たれているが，記憶機能が特異的に強く障害された状態をいう。経験したことを記銘したり，想起（再生や再認）したりすることが困難になる。
　一般に健忘症状群では，短期記憶や，知的機能と関連が深い意味記憶や，手続記憶には大きな低下はなく，主にエピソード記憶が障害されるという点が特徴的である。
　心理的な原因によって生じる心因性健忘（psychogenic amnesia）もあるが，ここでは脳損傷を原因とする器質性健忘（organic amnesia）を対象にする。
　健忘症状群に観察される記憶障害の各症状には次のようなものがある。
　a．前向健忘（anterograde amnesia）
　脳損傷発症以降に受容した情報を獲得できない記銘障害の状態。新たに経験した出来事や学んだ知識がうまく記銘されず獲得されない。

b．逆向健忘（retrograde amnesia）
　脳損傷発症以前に貯蔵された情報を思い出せない想起障害の状態。逆向健忘の想起障害の強さには時間的な勾配があり，発症時点に時間的に近いほど想起障害の程度は強く，発症時点から時間的に隔たった若いときの記憶は比較的想起されやすい。
　c．見当識障害（disorientation）
　自分自身の存在を特定の時間的・空間的・社会的な枠組みに適切に位置づけられない状態。時間的な位置づけが困難な時間に関する失見当識，空間的な位置づけが困難な場所に関する失見当識，そして社会的（対人的）な関係の位置づけが困難な人に関する失見当識などが観察される。
　d．作話（confabulation）
　客観的には事実でないことを事実のように思って話す状態。嘘とは異なり，本人には他人を騙そうという意図はない。記憶の欠損を非意識的に補完しようとする働きによると考えられている。
　e．記憶錯誤（paramnesia）
　過去に経験した事柄が時間的・空間的・社会的な秩序を欠いて想起される状態。出来事や人物を誤認して想起する。さらには，特定の場所や人物や自身の身体の一部が重複して存在するというような記憶の錯誤を起こす場合もある（重複性記憶錯誤：reduplicative paramnesia）。
　これらの症状の組み合わせや病巣の違いなどによって，健忘症状群は次のようにタイプ分けされている（図3-2および図3-4参照）。

1）コルサコフ症状群（Korsakoff's syndrome）

　コルサコフ症状群は，前向健忘，逆向健忘，見当識障害，作話，そして自分自身の記憶障害の病態についての認識の欠如を特徴とする記憶障害である（Whitty and Zangwill, 1977）。一般的な知能検査で測定する限りでは，知的能力は比較的良好に保たれる。
　コルサコフ症状群を引き起こす病巣としては，乳頭体，脳弓，視床など間脳

部の両側性の病変や，前頭葉と側頭葉の記憶系回路の離断などによることが指摘されている。

2）側頭葉性健忘（temporal lobe amnesia）

前向健忘，逆向健忘を主特徴とする記憶障害を呈する。短期記憶や見当識は保たれ，作話は示さず，記憶障害に対する病識も保たれている。また知的能力は保持される。

側頭葉性健忘は，記憶機能のみが選択的に障害されている点から，"純粋な"健忘症候群ともいえるものである。この種の健忘症を非常に強く呈したことで有名な症例 H.M. は"瞬間人"と称された。難治性てんかんの外科的な治療のため，両側側頭葉内側面（海馬，海馬傍回など）を切除された。切除後に，知覚能力，知的能力，人格などは保たれていたにもかかわらず，非常に強い記銘障害を示し，新しい出来事について獲得することができなくなった。一方，運動技能の学習と記憶は可能であった（手続記憶は保存）。ただし，運動学習を経験したという事実自体は記憶されなかった（エピソード記憶の障害）。

症例 H.M. の示した記憶障害の症状に関する研究以降，記憶の神経的基盤の研究が進展した。そして健忘症状の発現には両側海馬の損傷が重要であるとされている。

3）前頭葉性健忘（frontal lobe amnesia）

前頭葉の損傷に起因する健忘症は，側頭葉内側面の損傷による健忘症とは，記憶障害の状態が異なる。前頭葉性健忘は，記憶機能自体の障害というよりも，記憶に関連の深い他の機能が不全であることに起因することが多い。記憶過程が健全に機能するには，注意機能や記憶機能を監視・制御する機能が健全であることが必要である。前頭葉損傷後には，これらの機能が適切にまた協調して働かないために，結果として記憶過程が不全に機能する状態を呈することが多い。

注意機能に欠陥があれば，適切な情報を選択して記銘したり想起したりする

ことに悪影響を受け，記憶の再生検査の成績は低下する。しかし前頭葉性健忘では，記憶の再認検査では成績が良好なことが多く，記憶情報の保持機能自体は保たれているとされている。

前頭葉性健忘患者では，自身の記憶過程や記憶状態の認識が不全なために，自らの記憶の問題に対して病識が乏しいことが多い。また記憶過程の監視・制御に欠陥があるために，作話も出現しやすい。また情意面や，人格面での変化を伴いやすい。能動性の低下，無関心，情動的な不安定などを呈しやすい。

さらに前頭葉損傷後には，遂行機能障害が生じ，計画の策定，計画の実行，実行結果の修正といった一連の過程を巧みにこなすことが困難になることも多い。このような状態には，前述の展望記憶の障害も絡み，実行すべきことを適切な時期に想起することができなくなる。

このような前頭葉性健忘の状態は前脳基底部（前頭葉底面）の損傷によって生じやすい。

4）間脳性（視床性）健忘（diencephalic or thalamic amnesia）

コルサコフ症状群の研究以来，記憶機能と間脳との関係の深さが指摘されてきた。視床は間脳に含まれるため，一括して述べる。

間脳性健忘では，記銘障害，作話，記憶障害への病識の欠如を生じる。短期記憶や手続記憶は保たれる。他にも注意障害，意欲の低下，感情の平板化，脱抑制，人格変化などを伴うことが多い。

間脳性健忘は視床，乳頭体，扁桃体など間脳部の損傷による。

5）一過性全健忘（transient global amnesia）

強い前向健忘（記銘障害）と，程度のさまざまな逆向健忘（想起障害）を呈する。これらの記憶障害が突然に生じる。見当識障害を伴うこともある。このような記憶障害の状態は短期間に回復するが，当該期間中の出来事の記憶に関しては健忘を残す。

側頭葉内側や間脳など，記憶に関連する脳領域への血液供給が，一過性の虚

血状態などによって，一時的に低下したことによって生じると考えられている。

6）様式特異性健忘（modality specific amnesia）

健忘症では，記憶する材料や素材の種類に関係なく，また記憶する情報を受容する感覚様式の違いに関係なく，記銘や保持や想起などの記憶過程が困難になる。しかし場合によっては，記憶情報を受容する感覚様式や記憶情報を処理する様式の違いによって，記憶障害の様相に違いが現れることがある。

てんかんや脳腫瘍患者の脳外科手術後の資料などから，一般的には，左側頭葉切除後には言語性記憶能力が低下しやすく，右側頭葉切除後には非言語性記憶能力が低下しやすいことが報告されている。言語性記憶の障害では，言語的な材料や素材の記憶が悪くなる。単語，短文，物語などが記憶しづらくなる。一方，非言語（視覚）性記憶障害では，言語的に処理して意味づけすることが困難でイメージ的に処理されやすい幾何図形や無意味図形などの記憶が低下する。

これらは，大脳半球機能の側性化の違いと記憶機能との相互作用の結果と考えられている。つまり言語性記憶の優位性は左大脳半球における言語機能の局在性の強さを反映し，非言語（視覚）性記憶の優位性は右大脳半球における空間知覚・認知機能の局在性の強さを反映している。そのために各大脳半球側の損傷によって，特有の記憶障害が出現すると考えられている。

VI. 注意システムの障害

1．注意機能の特徴

人間は生体内外の情報をすべて受容しているわけではない。人間は情報を選択して知覚・認知し，選択した情報に基づいて思考・判断し，最適な行動を選択・実行している。これらの活動を意識的におこなう際には，基本的には注意の働きが必要である。さらに非意識的な活動にも，注意は潜在的に関与してい

る。
　このように注意は，人間の認知システムのなかでは，基礎的な機能であると同時に高次な機能でもあるという二面性を有している。この二面性には注意機能自体が複雑なシステムであり，注意機能が複数の機能から構成されていることを示している。つまり注意は単一の機能過程で成立しているのではなく，いくつかの異なる機能過程から構成されていると考えられている。研究領域の違いや研究者の立場によって，注意の特性や機能の分類は幾分異なるが，重なる部分も多い。以下に，いくつかの分類を示す。

1）現象学的な注意の分類
　一般的には，注意は意識の明瞭な焦点化の過程とされている。意識の焦点化を注意としたとき，現象学的には，注意の特性や機能を次のようにまとめることができる。

　a．焦点化された意識の範囲
　意識野全体のうち，明瞭化した意識の範囲である。意識が対象を明確に把握できる領域を意味する。意識全体を照明の消えた暗い舞台とすれば，スポット・ライトによって照らし出された舞台上の範囲である。これは後述の注意の範囲または容量の大きさに相当する。

　b．焦点化された意識の強さ
　明瞭な意識領域における明瞭化の程度である。意識が対象を明瞭化できる度合を意味する。舞台上を照らすスポット・ライトの明るさ（照度）であり，注意の強度や集中力，あるいは後述の注意の容量の深さに相当する。

　c．焦点化された意識の持続
　明瞭な意識状態を保持することである。意識が焦点的に明瞭化された状態をどのくらい長く保ち続けられるかということである。舞台上を照らしたスポット・ライトを動かすことなく，同一の対象を照らし続ける能力であり，後述の注意の持続性に相当する。

d．焦点化された意識の明瞭差

意識の明瞭な範囲内であっても，均等に明瞭化されるのではなく，明瞭化の程度に違いがある。舞台上を照らしたスポット・ライトは同一領域であっても中心部ほど明るい。意識の明瞭化した範囲内でも，より重要な対象には，意識がより強く焦点化される。後述の注意の分割や配分または選択性に相当する。

e．焦点化された意識の切り換え

ある特定の対象に焦点化された意識を，それまでは焦点化されていなかった別の対象に移動する能力である。暗い舞台上のある対象を照らしていたスポット・ライトを，同一舞台上の他の対象に向け変えることである。非意識的な領域にある対象に対して，意識の焦点を転換する場合もある。後述の注意の切り替えや転換や多方向性に相当する。

2）認知心理学的な注意の分類

人間を一種の情報処理系とみなし，情報が変換され処理される一連の過程を明らかにすることを目標にしている認知心理学では，注意の機能を次のように分類している。

a．選択機能

多くの情報のなかから知覚・認知の対象にすべき情報を選び出す機能である。このような注意の選択機能は単に情報の受容系だけに限らない。思考対象の選択や適切な行動の選択など，中枢処理系や表出系における情報処理にも関与する。

b．容量・配分機能

あらゆる情報処理に注意が無制限に割り振られることはない。情報処理にかかわる注意には限界がある。この処理の限界を意味する概念として，注意の限界容量や心的資源という用語が使用されている。情報処理に使用できる注意の容量には限界があり，同時に提示された複数情報から必要な情報を選別したり，複数の情報を同時的あるいは継時的に処理するなどの際に，限られた注意の容量を必要に応じてうまく配分する機能である。

c．覚醒水準・持続機能

覚醒水準の変動に伴って，注意の強さ（深さ）と持続は変化する。情報処理の強度（深度）と持続に関する機能であり，ある特定の情報をどのくらい強く（深く）処理し，さらにどのくらい長い時間処理し続けられるかということにかかわる機能である。

3）臨床行動神経学的な注意の分類

脳損傷後の患者は注意の病理的な状態を示すことが多い。さまざまな種類の注意障害像を呈する脳損傷患者の臨床的な観察に基づいた注意機能の分類がある。たとえば，ゲシュヴィンド（Geschwind, 1982）は注意機能を次の五つの特性にまとめている。

a．選択性

多くの刺激や対象から，特定の刺激や対象に注意を向ける機能である。無数に存在する無関係な刺激や対象から，関心があったり必要としたりする刺激や対象を選び出す働きである。

b．持続性

特定の刺激や対象に対して向けた注意を，一定時間持続する機能である。意味のある思考や活動を成立させるために，また思考や活動を有効に一貫させるためには，注意を持続させる必要がある。

c．転導性

特定の刺激や対象に向けていた注意を必要に応じて中断し，他の刺激や対象に適切に切り替える機能である。ある刺激や対象に注意を集中し続けられることは大切であるが，別のより重要な刺激や対象が存在するとき，その刺激や対象に注意を向けるためには，それまで注意を向けていた刺激や対象から適切に注意を切り離すことができる働きが必要である。

d．多方向性

周囲の種々の刺激や対象に対して，注意を広範囲にまた多方向に張り巡らせる機能である。注意を別のより重要な刺激や対象に切り替えるためには，注意

を他の刺激や対象にあらかじめ向けておく必要がある。

　e．感度

　特定の目的や要求に関連した刺激や対象に対する閾値を低下させて，感受性や敏感さを増幅させる機能である。生体にとって重要性や必要性の高い情報に対して感度を上げて，注意が容易にまたより強く当該の情報に向けられるようにする働きである。

4）その他の注意の分類

　注意機能に関する分類は他にもある。注意障害の理解やリハビリテーションに関連の深い分類を以下にまとめて示す。

　a．随意（能動）的注意と非随意（受動）的注意

　ルリア（Luria, 1973）は人間の組織化された精神活動の特徴は選択性にあり，注意とは精神過程における選択性であるとしている。さらに，注意は精神活動において本質的な要素を選び出し，また精神活動の組織化された実行を調節し維持する過程であると述べている。このように，ルリアは注意の選択的な働きを重視して，注意を高次の随意（能動）的な型の注意と，要素的で非随意（受動）的な型の注意とに分けている。

　最も要素的な注意は，パブロフ（Pavlov, I. P.）のいう定位反射または定位反応（orienting reflex or response）という形で出現する。定位反射は発達的に非常に早期から出現し，強い刺激や生体にとって重要で意味のある刺激の出現に対して，感覚受容器を刺激方向に非意識的に向ける働きである。刺激方向への眼球運動（視線の移動）や頭部の回転などの他に，脳波や呼吸のリズムなども変化する。これらの一連の反射的活動はいずれもが，刺激を可能な限り正確に把握しようとする目的性をもっている。したがって非随意的注意は最も生物学的基盤の強い刺激選択機能であるといえる。

　要素的で非随意的な注意を基礎にして，社会的活動を通じて，高次の随意的な注意が形成される。ルリアに大きな影響を与えたヴィゴツキー（Vigotsky, L.）によれば，高次の随意的な注意は最初は，他者との間のコミュニケーショ

ンや身振りなどの社会的な活動のなかで他者と共有される。外的にまた社会的に構成された注意は，言語の発達に伴って，心的過程を組織化する手段になる。そして次第に注意は内的な自己制御的過程にいたり，最終的には高次の随意的な注意が獲得されるとしている。

b．制御的処理と自動的処理

学習（経験）前後における情報処理様式の質的な変化に注目した注意の分類がある。シフリンとシュナイダー（Shiffrin and Schneider, 1977）は，人間の情報処理に果たす注意の制御的な役割の変化に基づいて処理様式を制御的処理（controlled processing）と自動的処理（automatic processing）の2つの型に分けている。

制御的処理とは注意の制御下で情報が処理される様式であり，前述の注意の心的資源が振り分けられる必要のある処理様式である。したがって，新たに学習する必要のある情報処理や，学習が不十分で未熟な技能の実行処理などは，この制御的処理の下で進行する。この処理様式は意識的に実行され，自覚として努力感を伴う。

一方，自動的処理は注意の制御を必要としない情報の処理様式である。過剰に学習された情報処理様式や，十分に学習されて熟練した技能の実行処理などは，心的資源の割り当てを必要とせずに，自動的処理の下で進行する。自覚的には努力感を伴うことなく，非意識的に進行する処理様式である。

2．注意機能の構成要素

前述のように，研究領域や研究者の立場の違いによって，注意の機能や特性の分類は異なっている。しかし注意が一つの機能から成り立っているのではなく，複数の機能から構成されて存在しているという点では一致している。また注意機能の各分類にも共通するところが多い。

注意機能は，情報を受容する感覚・知覚機能，受容した情報を処理・保存・加工する認知・記憶・思考機能，そして処理された情報を表出する運動・行為

機能のすべての機能過程にかかわっている。これらの各機能を調節し制御することが注意機能の中核である。これまでの注意機能の分類をふまえて，感覚・知覚，認知・記憶・思考，そして運動・行為の各機能過程に関係する注意機能の構成要素について，コーエンら（Cohen, et al., 1998）は次のようにまとめている。

1）感覚への選択性

生体には，無数といってよい刺激が感覚受容器を通じて絶えず入力してくる。しかしそれらの刺激すべてが同じように処理されることはない。無数の感覚入力のうち，特定の感覚事象が選択されて，より高次の認知的処理を受ける。このような感覚事象の選択過程は，次の要素的な作用が総合された結果として生じる。

a．フィルター作用（filtering）

知覚処理の初期段階で，特定の刺激特徴をもつ感覚事象に対する感受性に違いが生じる。この感受性の高さの違いに基づいて，感覚事象は選別されることになる。選択された感覚事象は，さらに深い処理を受けることになる。

b．増幅作用（enhancement）

生体の状態に依存して，感覚入力に対する感受性は増幅したり減衰したりする。生体があらかじめある特定の感覚事象の生起を期待したり，予期したり，準備したりしている場合には，当該の感覚事象に対する感受性は，他の感覚事象に比較して高くなる。

c．解放作用（disengagement）

特定の刺激事象に注意が固定されているとき，別の刺激事象に対して注意が転換されるためには，焦点化されている注意が当該の刺激事象から適切に解放されなければならない。新たな対象への注意の転換に先行して，これまでの対象から注意が解放されることが必要である。

2）反応・行動への選択性と制御性

注意は感覚入力を選択するだけでなく，反応・行動などの運動出力も選択し

たり制御したりする。一般的には，感覚に対する選択的な注意は反応・行動に先行しているようにみなされることが多い。しかし実際には，後述するように，反応・行動の選択や制御が感覚の選択に先行する場合も多い。また反応・行動を意図（intention）するということは，情報処理的な注意の観点からは，反応・行動の選択や制御のために注意資源を割り当てることに相当する。反応・行動に対する選択と制御には次の要素的な過程がかかわっている。

　　a．準備（readiness）

　反応・行動が最適に実行されるためには，準備が必要である。適切な準備状態には，覚醒水準や反応・行動の強化歴（過去に強化を受けた経緯）などが関係する。

　　b．予期（expectancy）

　反応・行動が最適に実行されるためには，特定の反応・行動を特定の時間におこなわなければならないという予期が適切に形成されることが必要である。

　　c．予期反応（anticipatory response）

　反応・行動の必要性を予期して，その予期に対して反応・行動を準備することは，反応・行動の意図的な選択や制御を促進するために重要である。

　　d．遂行機能（executive functions）

　反応・行動の選択と制御に強く関係する機能である。ある特定の反応・行動を意図して，計画して，実際に実行する。そして反応・行動がより効率的になるように修正したり，持続させたり，さらに必要に応じて他の反応・行動に転換したりといった一連の過程からなる。

3）注意の容量と焦点性

　選択された刺激事象がさらに深く処理されるためには，注意が割り当てられることが必要である。処理水準は配分された注意の強度や量に依存する。焦点性注意は注意配分の強度と範囲を制御し，結果として特定の課題や認知的操作に割り当てる認知的資源を決定する。

　注意の容量は覚醒水準や動機づけ状態といった生体のエネルギー的な限界と，

神経伝達や処理速度や作動記憶の容量などの構造的な限界とによって決定される。

4）自動的処理性と制御的処理性

　前述のシフリンとシュナイダーの研究以来，人間の情報処理における自動性と制御性という処理様式の違いが注目されてきた。

　処理資源（注意の容量）をどれだけ消費するかによって，情報の処理様式は自動性と制御性とに区分される。処理資源を多く消費する制御的処理様式は，主観的には努力感を伴う。自動的処理と制御的処理は連続体であり，練習による学習の進行につれて，制御的処理は自動的処理に次第に移行する。主観的には，自動的処理は努力感を伴わない。

　一方，自動的処理は時間の経過に伴って，制御的処理に移行する場合もある。最初は非努力的で楽におこなっていた処理も，長時間処理し続けるにつれ，努力感を伴うようになり制御的処理が必要になることが多い。

　一般的には，刺激選択にかかわる処理（感覚性の選択的注意）よりも，反応選択にかかわる処理（運動性の選択的注意）の方が処理資源をより多く必要とし，制御的処理を受けることが多い。しかし反応選択への制御的処理も，反復によって自動的処理に移行する。

5）持続性

　ある機能の実行水準を一定時間最適に保ち続けるには，注意の持続が必要である。注意機能と他の機能とを区別する特徴の一つが，この時間的な変動性にある。注意の持続性は，時間経過のなかで，ある特定の機能に現れる変動に反映される。

　注意の持続性を規定する要因として，課題の性質，要求される集中力の強さ，覚醒水準，動機づけ状態などが指摘されている。

3．注意機能の障害

　これまで述べてきたように，注意機能は単独ではなく，複数の下位機能から構成されている。したがって，注意機能を構成している各要素的機能は，個別に障害されてしまう場合がある。感覚・知覚，認知・記憶・思考，運動・行為の各機能に関係する注意機能の障害は，各機能の変調として表面化してくる。感覚・知覚，認知・記憶・思考，運動・行為機能自体の障害ではなく，それらの働きの不適切さとして現れる。つまり注意機能の障害は，環境あるいは周囲の要求に適合するように，諸機能を適切に調節したり制御したりすることにおける困難さとして顕現する。言い換えれば，注意機能の障害は主観的・認知的・行動的側面の広い範囲にわたる変調状態として反映されてくる。そのために症状や障害が微妙で多彩であることも多い（坂爪ら，1990）。

　以下に，注意機能を構成している各種の要素的な機能における障害について述べる。

1）注意の容量の障害

　注意の容量とは，一度に処理可能な情報量である。注意の容量は，少なくとも現象的には，短期記憶あるいは作動記憶における情報の一時的な保持容量と重なり，両者を明確に区別するのはむずかしい。

　注意の容量の限界は，注意を向ける刺激や対象が言葉や数のような聴覚的に提示された材料であれ，文字や数字や絵のような視覚的に提示された材料であれ，健常人では通常「7±2」チャンク（chunk）である。人間の処理容量は処理する刺激の物理的な量ではなく，心理的な量（意味的処理量）によって規定される。

　注意の処理容量が低下した場合には，この限界が5ないしは4チャンク以下に低下してしまう。その結果，注意を向けて一度に処理できる情報量は極めて少なくなり，効率的な情報処理が困難になる。

2）注意の配分性の障害

注意の配分とは，二つ以上の刺激や課題に同時に注意を分配する働きである。前述のように注意の処理容量には限界が存在するために，二つ以上の刺激に同時に注意を払ったり，二つ以上の課題を同時にうまくこなしたりするためには，注意を適切に分割して配分しなければならない。

注意の配分が障害された場合には，一つの刺激への集中，一つの課題への取り組みはよくても，二つ以上の刺激や課題を処理する場合には，刺激処理や課題処理の効率が必要以上に低下したり，全くできなかったりする。

3）注意の選択性の障害

注意の選択機能とは，たくさんの刺激や対象のなかから，必要とする刺激や対象だけに注意を向ける働きである。無関係な刺激や対象は無視して，必要とする刺激や対象を選び出す働きである。この注意の選択性には，非随意的に行われる選択と，随意的に行われる選択とがある。

a．非随意的注意の障害

非随意（受動）的な注意は，未知の刺激に対して非意識的に生起する注意の選択性である。このような非随意的な注意の選択性は，未知の刺激が何であるかをできるだけ正確に感知するために，頭部および眼や耳などの感覚受容器を刺激源に向ける非意識的な反射的活動（定位反応）として現れる。したがって，不随意的注意の障害は，少なくとも行動上は，定位反応の低下あるいは亢進といった形で出現する。

定位反応は刺激情報をよりよく受容するために，感覚器官を調整する生得的な反応である。この定位反応が低下すれば，未知の刺激を適切に感知できず，応答も適切でなくなる。周囲の重要な刺激変化に気づかず，応答ができなかったり不適切になったりする。外見上は，うすぼんやりとした印象になる。

定位反応が病的に亢進した場合には，未知の刺激に対する慣れ（馴化・既知化）がうまく生起しなくなる。そのために，重要な刺激情報と無関係な刺激情報とを正確に区別できず，あらゆる刺激に対して過敏に反応したり，いつまで

も応答し続けたりする。外見上は，注意散漫で，落ち着きのない状態になる。
　b．随意的注意の障害
　注意を意図的にまた随意（能動）的に周囲の環境に向けるには，欲求・動機・目的といった要因が深く関係する。その時々の欲求・動機・目的に関連した刺激情報を収集するために，周囲に対して注意を払うことになる。
　随意的注意が障害されると，このような目的に沿った意図的な注意の選択や集中が困難になる。自発的に環境に注意を払うことをしないために，注意力が全般に低下したり，注意が目的性を失い浮動したりする。また注意を対象に十分に固定できず，注意の変動性や転導性が強くなる。いずれにしても，注意を意図的に制御することが困難になる。日常は不注意による誤りが多発しやすくなる。

4）注意の持続性の障害
　ある活動や課題を適切に処理するには，それらが完了するまで注意を払い続けなければならない。注意の持続性は，課題の処理に必要とされる時間中，注意を一定の強さに保つことである。
　注意の持続性が障害された場合には，注意を一定の強さで保持し続けることが困難になり，注意が変動したり動揺したりしやすくなる。障害が比較的軽度の場合には，短時間の注意の持続は可能であるために，会話などのような比較的瞬間的なやりとりの反復で成り立つ場面や活動では，障害はあまり目立たないことが少なくない。障害が重度の場合には，活動の正確さや効率が低下したり，活動にまとまりがなくなったり，活動が中断したりする。

5）注意の集中・焦点性の障害
　注意の集中性は，いわゆる集中力であり，注意の属性からは強度や深度に相当する。ある特定の課題や活動をどれだけ強くまたは深く処理できるかということにかかわってくる。
　注意の集中性が障害された場合には，負荷の強い認知的な処理が困難になる。

そのために思考や活動が表層的になる。後先を熟慮したり，深く集中して活動したりすることがうまくできなくなる。

4．注意障害のタイプと病巣

　注意は現象的には，前述のように，意識の明瞭な焦点化の過程としてとらえられる。したがって注意機能は背景を成す意識の水準や状態と密接に関連している。そこで以下に臨床的に遭遇しやすい意識障害について述べる。また前述のように注意機能は複雑なシステムであり，いくつかの下位システムから構成されている。そのために注意障害の病像は，障害された各システムの種類や障害の程度によって異なる。さらに，複数の下位システムの障害が組み合わさって出現している場合も少なくない。ここでは臨床的に観察されやすい注意障害のタイプと関連する病巣について述べる（図3-2参照）。

1）意識障害と注意障害

　意識状態は意識水準と意識内容とに分けて考えられる。意識水準の障害は「意識混濁」，意識内容の障害は「意識変化」として理解される。
　「意識混濁」は覚醒の障害であり，障害の程度によって，意識清明から完全に意識を喪失した状態である昏睡まで段階づけられる。混濁の度合いによって臨床的な名称も異なるが，一般的には軽度・中度・重度の意識混濁に分けられている。最も軽度の意識混濁は明識困難状態と称されることもある。明識困難状態はごく軽く意識レベルが低下した状態であり，簡単な判断や思考は可能だが，複雑な判断や深い思考を必要とする場合に困難を示す。覚醒水準の維持にかかわる神経基盤は脳幹網様体である。
　「意識変化」は意識内容の変容であり，「意識混濁」が基本的に背景に存在する。したがって覚醒水準の低下に加えて，心的活動に統一性がなくなり混乱を呈した状態として理解される。「意識変化」には脳幹網様体に加えて，大脳皮質全体の機能低下が関与する。

「意識変化」のうち，臨床的によく観察されるのは，せん妄状態（delirium）である。せん妄状態は，覚醒水準の低下を背景に，注意・知覚・記憶・思考・感情などの各心理機能が統一を失った状態である。臨床症状としては，注意の散漫さや持続の欠如，幻覚，失見当識や記銘力低下などの記憶障害，支離滅裂な思考や妄想，恐怖や不安，睡眠と覚醒のリズムの障害などがみられる。

以上のように，意識状態の健全さはあらゆる心理活動の基盤になるものであり，意識における障害の存在は心理活動全体に多かれ少なかれ影響を及ぼす。意識障害が軽度の場合に，最も影響を受けやすい心理活動の一つが注意機能である。特定の意識範囲を明瞭化したり，明瞭化された意識範囲内で情報を操作したり，明瞭化された意識状態を保ったりすることが困難になる。このような場合は，注意機能自体の障害ではなく，基盤である意識状態の不全さが原因である。したがって，臨床上は少なくとも明らかな意識障害が存在しないことが，注意障害の存在を判断する前提になる。

前述の諸注意機能の障害のうち，脳損傷患者に比較的多く観察される注意障害の臨床症状には次のものがある。

2）全般性注意（generalized attention）の障害

注意の働きが全般的に障害されると，会話や思考にまとまりがなくなり，行動にも計画性や一貫性を欠くようになる。また他の刺激に容易に気をとられたり，物事に深く集中することができなかったり，正確に思い出せなくなったり，自分の間違いや誤りに気づかなかったりする。明らかな意識障害が存在しないにもかかわらず，このような状態が生起することがある。

これは注意機能の全般的な異常と考えられ，confusional state ともよばれている。confusional state は錯乱状態（confusion；delirium）と訳されているが，精神医学領域では confusion や delirium を，前述のように意識障害のうちのある特定の状態を表現するために用いていることが多い。一方，神経心理学や神経学領域で用いられている confusional state は，意識障害よりも注意障害の意味合いを強く表現して使用されているように思われる。

臨床神経学的立場から注意機能を整理したゲシュヴィンド（Geshwind, 1982）は，confusional state における臨床的に特徴的な症状として，思考や行動の断片化と無秩序化（一貫性の消失），記憶内容の混乱と歪曲（記憶錯誤），誤りの非修正と拡大化（誤りの増殖），周辺情報の非利用（無関心），文字や文章の書き誤り（書字障害），病識の悪さ（病態失認，病識欠如）などを指摘している。

　confusinal state は注意の基質の障害と考えられる。つまり意識水準は一応保たれているにもかかわらず，注意が目的性を失ってさまよったり，一定して固定せずに浮動したり，無関係な刺激に突然強く引きつけられて散漫になったりする。思考や行為は干渉や妨害の影響を受けやすく，一貫性を保てず持続しない。また保続が生じやすい。思考には他の考えが侵入しやすく，思考内容に首尾一貫性がなくなる。行為も統一性を失い断片的になる。このような confusional state の主要な基本的特徴は，注意の持続の障害と被転導性の亢進，思考における一貫性の維持の困難さ，そして目標指向的な連続的活動の困難さ，というようにまとめることができる。confusional state では他にも，錯覚や幻覚といった知覚の歪み，喚語障害，書字障害，計算障害，構成障害などを呈することが多い。さらに，判断の誤り，洞察力の低下，感情の不安定さ，感情鈍麻など，多彩な症状が観察される。

　以上のような臨床像は認知症状態においても観察されるものである。認知症と confusional state との違いは，認知症に起因する症状は慢性的で固定的であるのに対して，confusional state に起因する場合は，急性または亜急性に生起して一過性の経過をたどる点にある。

　全般性注意は大脳皮質，特に前頭葉，前脳基底核，視床，脳幹網様体などを主要な構成要素とする神経回路網によって営まれていると考えられている。脳幹や前脳基底核は視床や大脳皮質の活動を調節する。また大脳皮質の特に連合領域は種々の感覚情報の入力を受けて統合しており，高次の情報選択に関係する。さらに辺縁系からの入力を受けて，快・不快を基本とする情動状態や情報の誘因価や価値づけに関係し，行動の動機づけ的な側面を調節し行動選択に影

響を与える。このような連合領域には，大脳皮質の前頭前野皮質，頭頂葉後部皮質，側頭葉の腹側部が相当する。

　これらの神経回路網のどの構成要素が障害されても，confusional state のような全般性注意の障害は生起しうる。実際に confusional state は脳に影響を及ぼすさまざまな原因疾患，たとえば中毒性－代謝性脳症，瀰漫性脳損傷，局所性脳損傷，頭部外傷，てんかん，占拠性病変などによって生じる。さらに，右側大脳半球の前頭前野領域や頭頂葉後部領域の損傷後に confusional state の発症率が高いことが知られており，全般性注意の調節と右側大脳半球との関係の深さが指摘されている。

3）方向性注意（directed attention）の障害

　全般性注意が意識を一定の機能状態や水準に保つ働き，いいかえれば注意機能の基質に相当するのに対して，方向性注意は意識を特定の方向や領域に方向づける働きである。

　方向性注意が障害された場合には，注意を空間内で自由に移動させることができなくなる。注意がある特定の方向や領域に強く偏ってしまい，他の方向や領域に対しては適切に向けられないといった状態が生起する。そのために，方向性注意に障害のある患者は，注意を向けられない方向や領域に存在する対象に気づかなかったり，対象を見落としたり，あるいは対象を無視したりするようになる。注意の選択機能が適切に働かない状態である。

　方向性注意が障害された場合の代表的な症状は半側無視である。認知機能障害でも述べたように，半側無視の発現機序に関しては，いくつかの説明が提唱されているが，半側無視を注意機能の障害によって説明する立場もある。半側無視における中核的症状は注意の空間的な偏りが極めて強い点にある。脳損傷側と反対側の空間に対して，注意が適切に向けられなくなる。右側大脳半球損傷後には左側空間に対して，また左側大脳半球損傷後には右側空間に対して注意が向かなくなる。左側大脳半球損傷後の右半側無視に比べて，右側大脳半球損傷後の左半側無視は発現頻度が高くまた重症度も強いことから，方向性注意

に関する右側大脳半球の優位性が指摘されている。特に下頭頂小葉は空間性の選択的注意（方向性注意）に関連している。

半側無視では注意が脳損傷側とは反対側方向に偏りがちになる。一方，注意を特定の対象に速やかに向けられなくなったり，他の対象に転換することが困難になる障害がある。バリント（Balint）症候群では，特定の対象をなかなか注視できなかったり（精神性注視麻痺），一度ある特定の対象を注視すると，他の対象に対して視線を容易に移動できなかったり（視覚性注意障害），空間内の対象を正確に定位できなかったり（視覚失調）する。このような状態は，一度に一つの対象にしか注意が払われない，あるいは一度に一つの対象しか意識的に知覚されないような障害であり，方向性注意が極度に制限された状態ともみなせる。バリント症候群の病巣としては，両側大脳半球の頭頂葉から後頭葉領域の損傷が重要視されている。

4）容量・焦点性注意（attentional capacity or focused attention）の障害

容量性注意が障害された場合には，一度に処理したり操作したりできる情報の量が低下する。そのために情報処理の効率が悪くなったり，処理速度が遅延したりする。処理容量が低下したことによって，負荷が強い情報の処理に困難さを呈す。心的に処理したり操作したりする際の作業量や作業効率が低下する。たとえば，未知の状況の理解に時間を要したり，長い会話の聞き取りが悪くなったり，長い文章の読解が困難になったり，桁数の多い暗算がしづらくなったりする。

全般的な機能不全を引き起こすような大脳皮質の散在性損傷や皮質下損傷によって，注意の容量は低下しやすい。

5）持続性注意（sustained attention or vigilance）の障害

最適な作業能力をある一定時間以上維持し続けるには，注意の持続力が必要になる。持続性注意の障害は，ある特定の認知機能の速度や強度や正確さ，つ

まり実行水準や効率が時間経過に伴って生起する変動として現れる。健常な視覚認知機能，聴覚認知機能，行為機能などは通常一定の水準や効率で機能することが前提されているが，実際には時間経過に伴って，その機能の実行水準や効率は変動する。このような変動が外界から感覚受容器に作用する刺激の変化や運動効果器の筋肉の疲労などの物理的変数の変化によって生じているものではない場合，当該機能への制御（注意）に時間的な変動が生起していると考えられる。このような変動が健常時に比べて大きい場合に，持続性注意の障害が生じていると考えられる。ある特定の機能自体の障害に起因する実行水準や効率の変動ではなく，機能への制御の変動が持続性注意を反映する。

持続性注意障害と関連が深いと思われる症状に，運動維持困難（motor impersistence）とよばれる状態がある。運動維持困難では一定の運動や動作の状態を維持することが困難になる。運動障害はないにもかかわらず，開口（口を開ける），挺舌（舌を出す），発声（"アー"というような声を出す），視線（特定の方向の視線を向ける），握力（一定の力で握る）などの単純な行為を維持できなくなる。その行為を続けるように強く指示しても，すぐにやめてしまう。運動維持困難は右側大脳半球の損傷後に生じやすい。

持続性注意の障害は，大脳皮質全般の損傷や皮質下損傷によって生じやすい。また前頭葉損傷後にもみられる。左側大脳半球損傷後よりも，右側大脳半球損傷後に障害を示す場合が多い。

Ⅶ. 制御システムの障害

1. 制御機能の特徴

人間を取り巻く環境は絶えず変化している。また人間自身も同一の状態で留まっていることはない。比較的長期的な時間経過の点からみれば，人間は発達的に変化する存在であるし，また短期的な時間経過の点からも同じ状態にいることはない。たとえば欲求は時々刻々に変化するし，それに伴い行動も変化す

る。絶えず変化する環境のなかで，人間が適応的に生存していくためには，環境の変化を正確に理解して，適切に行動することが必要になる。言い換えれば，多様に変化する環境に対応するためには，人間は自身の種々の機能や能力を環境からの要求に適うように変えていかなければならない。人間の機能や能力を環境に適合するように統合的に制御したり調節したり，さらに機能や能力が適切に働いているかを監視して必要に応じて修正する働きが必要不可欠になる。このような働きは脳全体で担われているが，特に重要な脳領域は前頭葉である。

　人間の前頭葉は大脳皮質全体の約三分の一の面積を占めている。前頭葉のうち特に前頭前野（前頭連合野）の割合は高等な動物ほど広い。また前頭葉は他の皮質領域や皮質下領域との神経連絡も豊富である。このような神経解剖学的事実から，前頭葉は最高次機能を営むと考えられている。これまでの研究から，前頭葉は単一の機能領域ではなく，いくつかの機能領域に分けて理解されている。以下に一般的な前頭葉の領域区分とその機能について述べる。以下の領域のうち，認知システムの制御・調節に深く関係するのは前頭前野領域である。

1）運動野（第一次運動野）

　大脳半球の中心溝の前の部分に位置し，随意運動に関する指令を身体各部の筋肉に対して発している。要素的な運動機能に関係する領域であり，微細な運動，運動の強度，運動の速度などに関係する。この領域の損傷によって，脳損傷側とは反対側の身体に運動マヒが生じる。

2）運動前野（第二次運動野）

　運動野の前の部分に位置し，複雑な随意的な動作の運動プログラムや運動の手順を運動野に指令している。また感覚情報のフィードバックに基づいて動作をなめらかに調整する。感覚情報と運動情報とを統合して複雑な意図的動作のための運動プログラムを生成する。

3）前頭眼野

随意的な視線の動き，視覚的な探索，視空間内の注意の方向づけなどに関係する。この領域の損傷によって，脳損傷側とは同側への視線が偏ったり，反対側に視線を向けるのが困難になったりする。また視空間内を移動する目標に対する追視や，効果的に視空間内を探索するのが困難になる。

4）前頭前野

前頭前野は認知・感情・行動の各調節と制御，および自己意識に関係する。次の三つの機能領域に分けられる。① 前頭前野背外側部：前頭前野の外表面に位置する部分で後方連合野などと連絡し，遂行機能に関係する。② 前頭前野眼窩部：前頭前野の底部に位置する部分で帯状回や辺縁系などと連絡し，行動抑制に関係する。③ 前頭前野内側部（帯状回と補足運動野）：前頭前野の内側に位置する部分で，探索行動の開始と抑制に関係する。

2．制御機能の障害

前頭葉は他の脳領域との神経連絡が豊富であり，各脳領域が営んでいるさまざまな機能の制御と調節に関係する。そのために前頭葉損傷後の機能障害や症状は，他の脳領域の損傷後の機能障害や症状に比べて多彩である。

前頭葉以外の他の脳領域の損傷後の機能障害は，ある特定の機能における障害というように比較的要素的で独立した様式で出現するために，健常機能と対比することによって機能障害の存在を明確化しやすい。対して前頭葉損傷，特に前頭前野領域の損傷後の障害や症状は，比較的複雑で複合的であり，曖昧な形で現れることが多い。また単純な行動だけでなく複雑な行動であっても，習慣化した行動や過剰に学習された行動は，前頭前野領域の損傷によって影響を受けにくいことも知られている。実際，前頭葉は最高知性の座と表現される一方で，損傷後に障害や症状が目立たないために沈黙の脳領域とも表現されてきた歴史がある。このように，前頭葉機能や損傷後の障害や症状に関する詳細な

理解は比較的最近まで不十分であったといえる。
　前頭葉機能の障害は特定の機能自体の障害というよりも，当該機能を環境からの要求に適うように制御し調節することの困難さとして現れてくる。各機能への制御と調節の障害像をまとめると次のようになる。

1）知覚と運動機能の制御障害

　人間は環境からの情報を受動的に受容している存在ではない。自分の欲求や関心などに基づいて能動的に情報を探索している。必要な情報を獲得するためには，自ら情報を探索し，情報に接近しなければならない。目的性をもって情報を環境から獲得するには，知覚と運動機能とが統合されて目的的に制御されなければならない。前頭葉損傷後には環境の能動的探索・分析過程に障害が現れる。たとえば，状況画に対する眼球運動（視線の移動）の記録では，重要な情報を含む部分をよく注視せず混乱した秩序性のない眼球運動を示すことが知られている。また特定の注視対象から別の対象になめらかに視線を移動するのが困難であることも指摘されている。

2）注意機能の制御障害

　前頭葉損傷後には注意機能の制御に障害が生じやすい。注意システムの障害の項で述べた注意の各機能すなわち容量性，配分性，持続性，転換性，選択性機能が影響を受けることが多い。これらの各注意機能自体の障害も生じるが，環境からの要求に対処するために各注意機能を適切に使い分けることが困難になる。他にも注意機能への適切な制御が低下した現象として，注意の動揺しやすさ，注意のさまよい，注意の方向性の無さなどが出現しやすい。

3）言語機能の制御障害

　言語機能自体が障害された場合には失語症が生じる。失語症以外にも，言語機能への適切な制御が障害された言語症状が出現することがある。たとえば，発語への意志の低下あるいは発語機構への過剰抑制とも考えられる無言症や発

語開始の困難さ，また逆に発語機構への抑制低下によると思われる強迫的な発語，などの状態が観察される場合がある。これらはいずれも，言語機能自体の障害というよりも，言語機能への適切な制御が困難になった状態を反映していると考えられる。

4) 記憶機能の制御障害

記憶への適切な制御や監視が困難になることがある。記憶障害では，情報の記銘・保持・想起の各過程が困難にるが，これらの過程への制御が低下した結果と考えられる記憶障害の症状が存在する。たとえば，記憶情報の内容を誤認する記憶錯誤，事実でないことを事実のように話す作話，将来の予定や約束などを必要な時期に想起できない展望記憶の障害，などがこれに相当する。また情報の一時的な保持と操作が困難になる作動記憶の障害も，記憶システムを構成する下位ユニット（作動記憶内の中央実行装置）における制御障害とみることができる。

5) 高次認知機能の制御障害

より高次の認知機能（知能・思考）は要素的な認知機能を適切に統合することによって営まれると考えられる。種々の認知機能への統合的な制御が低下した場合，より高次の認知活動をおこなうことが困難になる。たとえば，複数の具体的な事物の認知から共通概念を導き出すこと（抽象的概念形成）や必要に応じた概念の変更（概念転換）や柔軟な運用（流暢性）に障害がみられることがある。また目標を達成するための手順の構成（計画化）や事象の時間的な整理（時間的順序化）に困難さが生じる場合もある。このような困難さは，慣れ親しんだ情報よりも，新奇な情報を処理する際に特に出現しやすい。日常生活上は習慣的な活動や場面では問題がなくとも，新しい課題や状況に直面したときに困難さが現れやすい。さらに，他者の心理状態に共感したり，考えを推測したりする働き（「心の理論」能力）に低下が生じ，社会的行動に問題が起きやすくなることもある。自身のさまざまな認知機能への監視が低下した場合に

は，認知機能障害への覚知が困難になり，病態に対する意識性が低下する。

6）意欲と感情の制御障害

意欲や感情への制御の低下はそれらの量的・質的な変調として行動に現れてくる。意欲への制御が低下した場合には，自発性の欠如，欲動の低下，動機づけの低下，無関心，無気力などの意欲の欠乏状態や，あるいは脱抑制や易刺激性といった意欲の過剰状態が現れる。感情への制御が低下した場合には，感情反応の全般的な低下，あるいは感情反応の全般的な過敏性，また感情失禁や強迫泣き・笑いなどの特定の感情の強迫的表出が生じてくる。さらに，多幸や抑うつなど特定の方向への感情の偏りが現れてくる場合もある。

7）機能の遂行形式の制御障害

人間の有する機能には言語や記憶などさまざまな種類があるが，これらは機能を内容によって分けたものである。言語課題を解決する状態によって言語機能を検討し，記憶課題の解決の状態によって記憶機能を検討している。つまり，課す課題の内容や種類によって，機能の違いや種類を決定している。言語障害や記憶障害は機能の遂行内容から決定した障害ともいえる。

一方，当該機能をどのように機能させているか，または機能を使用する仕方という点から機能を分けることができる。つまり，機能を速度・強度・持続度という属性からみることができる。このように機能を遂行する形式からみた場合，①機能を最大限度に使用する最大形式，②抑制して使用する最小形式，③いつもの習慣的な仕方で使用する自然（習慣）形式の3種に大別できる。これらの遂行形式のうち，最大形式と最小形式での機能使用は意識性が高く，より制御（意図）的な機能の遂行形式であり，自然（習慣）形式による機能使用は意識性が低く，より自動的な遂行形式である。このような遂行形式の制御が適切でなくなり，楽で努力感の低い自然（習慣）形式での機能使用が思考や行動の前景に出てくる場合がある。脳損傷後には制御（意図）的な遂行形式と自然（習慣）的な遂行形式とが解離して，自然（習慣）形式による機能の使用

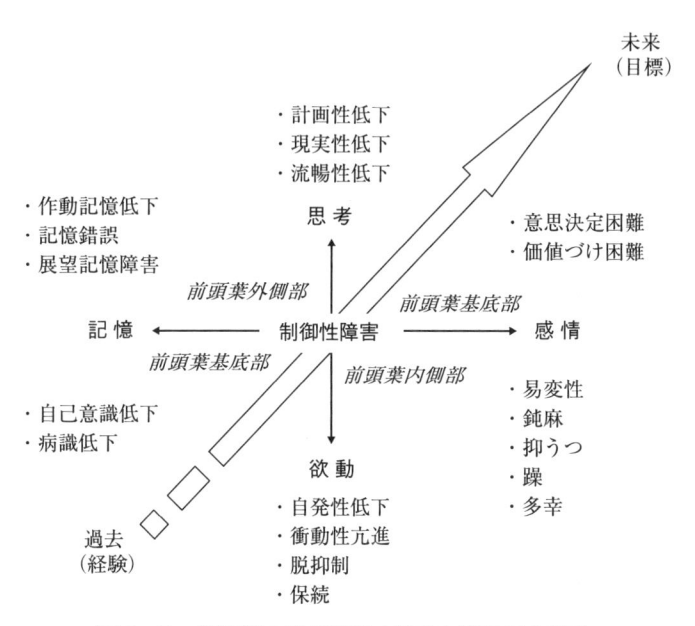

Ⅶ. 制御システムの障害　141

図3-5　前頭葉の制御機能の障害と関連損傷部位
出所）坂爪一幸：高次脳機能障害について―若年から成人まで，本田哲三，坂爪一幸，高橋玖美子（編）：『高次脳機能障害のリハビリテーション―社会復帰支援ケーススタディ』，pp. 14-40, 真興交易㈱医書出版部，東京，2006より引用

が優勢になることが少なくない。日常生活では，このような状態は自分中心のテンポやペースによる活動が全面に現れ，周囲の環境が要求するテンポやペースで活動することが困難になる（坂爪，1993）。

3．制御障害のタイプと病巣

　制御システムは主に前頭葉（前頭前野）領域に依存している。前頭葉内の損傷領域の違いによって，制御障害の状態は異なって出現する。主な制御障害のタイプと関連する脳損傷領域について以下に述べる（図3-2および図3-5参照）。

1）前頭前野背外側部機能障害：遂行機能障害症候群（dysexecutive syndrome）

　遂行機能とは，将来の目標や予定を達成するために，行動の計画を立案し，行動の実行手順を組み立てて，実際に行動し，行動の結果を正確に評価して，その評価に基づいて目標に適うように行動をより適切にまた効率的に修正していく一連の活動の総称である。遂行機能の中核は，認知・記憶・運動・知的機能などの諸機能を環境からの要求に適合するように適切に目的的に制御する働きにあるといえる。環境へ適応するための制御は意識的な（意図的）制御と非意識的な（自動的）制御，また現前の事象や状況に対する現在時制（注意）的制御と将来の事象や状況を見込んだ未来時制（遂行）的制御とに大別できる（図3-6参照）。遂行機能は，過去時制を含んだ，意図的で未来時制的な制御に特に関係する（坂爪ら，2001）。

　遂行機能が障害されると，これらの一連の働きが困難になる。つまり，目標を保持し，目標達成のための計画を立案し，行動手順を組み立て，実際に行動し，実行行動の結果を適切に評価し，必要に応じて行動を修正したり最適化し

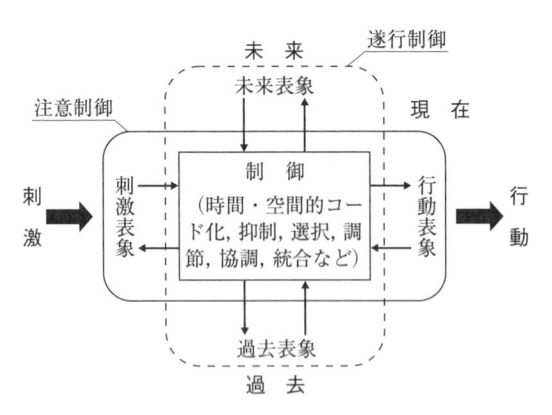

図3-6　遂行的制御と注意的制御

出所）坂爪一幸，本田哲三，中島恵子，南雲祐美：遂行機能障害の認知リハからみた遂行，注意，および記憶の関係，認知リハビリテーション研究会（編）：『認知リハビリテーション2001』，pp. 81-88，新興医学出版社，東京，2001より引用

たりする過程に困難さが生じる。そのために，目標に沿った行動がとれない，行動に計画性がない，行動にまとまりがない，行動の段取りが悪い，行動の手際が悪い，予期的に行動できない，行動が定型的である，行動に柔軟性がない，行動の効率化や修正がうまくできない，などの問題が出現する。また効率よく学習したり，適切に記銘し想起したりするための効果的な方略を組み立てたり，採用したりすることが困難になる。このような状態は，新しい場面や状況に遭遇したときに特に起きやすい。一方，日常的で習慣的な場面での活動にはあまり問題がないことが多い。

　遂行機能障害症候群は，前頭葉のうち特に前頭前野背外側部の損傷と関係が深い。しかし基底核部の病変や，多発脳梗塞や萎縮などによる皮質や皮質下の瀰漫性の病変によっても生じる。これは前頭前野背外側部との神経連絡が離断された結果によると考えられる。

2）前頭前野眼窩部機能障害：脱抑制症候群（disinhibited syndrome）

　言語・認知・記憶・注意・感情・意欲の諸機能や行動過程さらに人格に対して，抑制が適切にきかなくなることがある。各機能自体には障害はないが，それらの機能への抑制的な制御が低下したために起きてくる。各機能への抑制性制御の低下や欠落によって，多弁，会話や思考内容の一貫性のなさ，思考の浅薄さ，作話，注意散漫，集中力欠如，気分の易変，過剰な情動反応，衝動性，多動，社会的な逸脱行動，脱抑制的な人格変化などの状態が出現しやすい。

　脱抑制症候群は，前頭葉のうち特に前頭前野眼窩部の損傷と関係が深い。遂行機能障害症候群と同様に，前頭前野眼窩部と他の脳領域との離断によっても，同様の症状が出現する場合がある。

3）前頭前野内側部機能障害：無欲－無動症候群（apathetic-akinetic syndrome）

　環境への応答や反応性が欠如した状態である。言語・認知・記憶・注意・感情などの諸機能が適切に賦活・活性化されない状態を示す。反応性の低下は，

行動の開始や持続の困難さとして現れてくる場合もある。外部からの働きかけに対する応答的な行動や，自己の欲求に基づく行動が起こせなくなる。また動作や行動の維持が困難になることもある。動作や行動を続けるように指示したり，励ましなどを提供したりしても，持続できず中断してしまう。感情の起伏が少なく平坦化し，感情表出が少なくなる。全般的に欲動が乏しく寡動になる。

無欲-無動症候群は，前頭葉のうち前頭前野内側部（前部帯状回）や補足運動野の損傷と関係が深い。損傷が一側性の場合は，これらの状態は概して一過性で経過するが，両側性の損傷では持続することが多い。前頭前野内側部領域と他領域との神経連絡の離断によっても，同様の症状が出現する場合がある。

4）非局在的な前頭前野機能障害：環境依存性症候群（environmental dependency syndrome）

前頭葉損傷後には，環境に対する人間の独立性が低下したり，自律性が損なわれたりする場合がある。環境依存性症候群（Hoffman and Bill, 1992）および道具の（強迫的）使用行動（utilization behavior：Lhermitte, 1983）とよばれている状態がこれに相当する。

環境依存性症候群は現在の実際の必要性や行動の適切さにかまわずに，周囲の状況刺激に習慣的な仕方で応答してしまう状態である。壁に掛かった絵が曲がっていれば，他人の家であっても，つい掛け直す。ドアを見れば，つい開けてしまう。スイッチがあれば，つい押してしまうなどの日常習慣的な行動を抑えることができない。

道具の（強迫的）使用行動とは，ハサミやクシなど日常的な道具を目にすると，それらを使わずにはいられない状態をいう。使わないように指示しても，道具を目にするとつい使ってしまう状態であり，道具の存在がその使用動作という習慣的な行為を誘発してしまうものである。これは環境依存性症候群の下位タイプともいえるものである。

これらに共通しているのは，周囲の刺激に対する直接的な行動や習慣的な行動や目前の欲求に基づく行動を抑制できず，そのために状況に適合したより目

的性の高い行動をとれなくなるという点である。言い換えれば，環境刺激に係留され束縛され，環境への依存性が強く，環境からの自律性が低下した状態ともいえる。

環境依存性症候群や道具の（強迫的）使用行動は，前頭葉の抑制機能の低下によって，頭頂葉機能の一つである環境の探索行動が解放された現象と考えられている。

5）非局在的な前頭前野機能障害：その他の症候群

前頭葉損傷による制御機能の低下と考えられる他の症状として，重複性記憶錯誤（reduplicative paramnesia），カプグラ症候群（Capgras syndrome），二次性抑うつ状態と躁状態を指摘できる。重複性記憶錯誤は，ある特定の人や出来事や場所が全く同一の形で別に存在すると主張する状態である。カプグラ症候群は，同一人物がもう一人存在すると主張する状態である。これらは記憶や思考や感情への適切な制御が低下したり変調した状態と解釈できる。

Ⅷ．知能システムの障害

1．知的機能の特徴

知的機能（以下，知能：intelligence）の本質については未だ不明な点が多い。従来から知能はさまざまな立場から定義されてきた。たとえば知能は，① 抽象的思考能力，② 学習能力，③ 適応能力，などと考えられてきた。また知能の本質自体は不明であっても，④ 知能とは知能検査で測定されたもの，といった操作的な定義も提唱されてきた。結局，知能は暫定的に次のように定義されている。「知能とは認知・記憶・思考・判断・推理などの知的機能の複合した有機体の環境に対する知的適応の可能性を示す実用的概念であり，その量的側面は知能検査によって測定される」（新版心理学事典，1981）。いずれにしても，知能は具体的な事物や事象を認知したり記憶したりする機能や能力では

なく，認知機能や記憶機能などを統合的に組み合わせて，複雑な課題を解決していく過程を意味していると考えられる。

　知能に関する研究は知能を測定する方法，つまり知能検査の開発によって発展してきた。最初の知能検査はフランスの心理学者ビネー（Binet, A.）とシモン（Simon, T.）によって1905年に作成された。知能研究，特に知能の構造に関する研究の発展は，知能検査の利用と因子分析という解析技法の開発によってきた。知能検査の結果を因子分析によって解析して，知能の構成因子（要素）を同定する研究手法が採用された。このような知能の構成因子の研究から，知能は単一の因子ではなく，いくつかの因子から構成されていると考えられるようになった。たとえば，知能は一般的知能因子と特殊因子からなるとするスピアマン（Spearman, C. E.）の二因子説や，知能は言語理解，語の流暢性，数，空間，記憶，知覚速度，推理の各因子からなるとするサーストン（Thurstone, L. L.）の多因子説などが主張されてきた。知能の構成因子に関する研究はその後も多くの研究者によって続けられ，さまざまな因子構造が提唱されてきた。ここでは臨床的・実際的な立場から，知能を以下のように分類しておく。

1）言語性知能と非言語性知能

　臨床的に知能を把握する際には，ウェクスラー（Wechsler, D.）が作成したウェクスラー式成人知能検査（Wechsler Adult Intelligence Scale：WAIS）がよく用いられている。知能も，この検査が採用している知能観に基づいて，言語性知能と非言語（動作）性知能とに分けて理解されることが多い。

　言語性知能は言語的処理を介した知的活動の総称である。聴覚-音声経路による情報の受容-処理-表出を通じた知的活動を意味している。実際には，言葉で質問されて考えて答える，という形式で検討される。

　非言語性知能は言語的処理を介さない知的活動の総称であり，主に視覚-運動経路による情報の受容-処理-表出を通じた知的活動を指している。課題をみて考えて指先で操作する，という形式で検討される知能である。

　言語性知能は左側大脳半球の働きと密接に関連し，非言語性知能は右側大脳

半球の働きと関連が深いことが知られている。

2) 結晶性知能と流動性知能

キャッテル (Cattell, R. B.) による結晶性知能と流動性知能という知能の分け方が用いられることも多い．結晶性知能とは，過去の学習経験の結果によって蓄積され固定された（結晶化した）知識や判断力や習慣の総称であり，環境・文化などに影響されやすい知能である．一方，流動性知能とは，新しい課題の解決や新しい場面への適応に必要な能力であり，課題や状況に応じて柔軟に変化する（流動的な）知的活動の総称である．流動性知能は個体の生理的成熟に関係していると考えられている．

結晶性知能と流動性知能は相互依存的な関係にある．当初は流動性知能に基づいていた知的活動が，習慣化して固定化されると結晶性知能になる．また逆に，新しい状況に適応するために，既存の結晶性知能を適切に運用する際には，流動性知能が必要になる．

結晶性知能は大脳半球の後方領域の働きと関連が深く，流動性知能は前方領域の働きと関連が強いことが指摘されている．

2．知的機能の障害

前述のように知能の本質は不明な点が多く一致した定義もない．しかし知能障害の存在の有無は臨床的には比較的容易に判断できる．知能障害の存在を判断する際の留意点と，知能の種類別の障害像について以下に述べる．

1) 知的機能障害の臨床的判断
a．受容機能と表出機能の確認

知能障害の存在を明らかにするためには，患者の受容機能と表出機能とを確認することが前提になる．たとえば，患者に失語が存在する場合には，言語理解と表出の働きが必要な言語課題を課して知能を検査しても，知能状態に関す

る適切で正確な情報は得られない．この場合，検査課題を解決できない原因が失語かあるいは知能障害かの判断が困難である．

同じように，運動麻痺や失行や失認が存在する患者に，非言語的な課題である積み木構成課題などを課してうまくできなかった場合，手指操作などの運動障害や視覚認知障害や視空間認知障害などが原因で解決できないのか，あるいは知能障害のために解決できないのかを判断するのは困難である．

したがって，視覚機能や聴覚機能や言語機能や運動機能などをそれぞれ個別に評価して，保たれている機能と障害されている機能とを明確にすることが必要である．そして保たれている機能経路を通じて，患者の知能状態（過去の情報の記憶状態，新しい情報の学習状態，現前の情報操作など）を確認しなければならない．そして患者の課題解決の困難さの原因を受容機能や表出機能の障害に帰すことができないとき，他のより本質的な機能領域が障害されていると考えられる．この本質的な機能領域を知能とみなすことで，知能障害の存在を確認することになる．

つまり，知能の本質が不明で，定義が明確でなくても，情報の受容や表出機能が保たれていて，常識的な生活を送ってきた成人であれば，誰もが当然知っているはずの質問内容（たとえば，"今日は何月何日か"，"1年は何日あるか"，"今の総理大臣はだれか"など）に答えられないとすれば，受容機能や表出機能の基盤にある別の機能が障害されていると考えられる．この機能を臨床的には知能と仮定すれば，知能障害の有無を推定して判断することは可能である．

b．検査・評価課題の内容

知能状態を評価し確認するには，提示する課題内容の程度に注意しなければならない．患者の教育背景や職業背景はさまざまである．経歴の違いが反映される課題を課したり質問を尋ねたりして解決できないとしても，知能障害に原因を帰すことはできない．

発症前は，健常な視覚や聴覚などの受容機能をもち，健常な運動や言語などの表出機能をもっていた人が，現在の社会状況で日常生活を普通に送っていれば，当然獲得しているはずの常識的な内容を尋ねることが大切である．

認知症の検査としてよく利用される長谷川式簡易知能評価スケール（長谷川ら，1974）や改訂長谷川式簡易知能評価スケール（加藤ら，1991），またミニ・メンタルテスト（Folstein et al., 1975）などは，このような常識的な質問項目を標準化したものといえる。

一方，知能をより詳細に検討するためには知能検査が用いられる。現在よく利用される知能検査はウェクスラー式成人知能検査改訂版（Wechsler Adult Intelligence Scale Revised：WAIS-R）である。WAIS-R は知能状態が知能指数（Intelligence Quotient：IQ）で表現されるために明快であるが，WAIS-R に含まれる問題は教育歴や職業歴の違いが反映されやすいものが多い。したがってIQ だけから知能障害を単純に判断するのは次の理由からも危険である。なお，2006年に WAIS-III の日本版が発表されている。

c．知能障害の判断規準

知能障害の判断規準は患者の病前の知能水準である。他者の知能水準との比較ではない。患者の病前と病後との知能状態の違いの大きさが，知能障害の有無と程度を示す。

WAIS-R などの知能検査で算出される IQ は，同年齢の他者集団との比較から，その人の相対的な位置（知能水準）を示す数値であり，知能障害の有無や程度を直接示す数値ではない。もし病前と病後に知能検査が実施されていれば，それらの IQ の違いから，知能障害の存在を推定することは可能である。

2）知的機能障害の種類

前述のように，臨床的・実践的な領域で使われることが多い知能の分類に従って，各種の知能障害の状態像について述べる。

a．言語性知能の障害

言語性知能は情報の言語的な処理操作と密接に関連した知能である。聴覚-音声経路を経由した知的活動の総称である。聴覚経路を通して外界から情報を受容し，受容した情報を言語的に処理し，処理した情報を音声経路を通じて表出するといった一連の過程からなる。わかりやすくいえば，ことばで聞いて，

ことばで考え，ことばで答える形式をとる知的活動である。

　言語性知能が障害された場合には，言語的な推理や思考や抽象力などが低下する。たとえば，WAIS-Rの言語性検査問題は「知識」・「数唱」・「単語」・「算数」・「理解」・「類似」といった問題から構成されているが，これらの課題の成績が低下する。

　言語性知能は言語処理と密接に関連しているために，言語処理に優位な左側大脳半球が損傷された場合に，言語性知能が低下しやすいことが確認されている。また言語性知能は加齢に伴う衰退が少ない。

　b．非言語性知能の障害

　非言語性知能は情報の非言語的な処理操作と密接に関連した知能である。通常は視覚-運動経路を経由した知的活動を指すことが多い。視覚経路を通して外界から情報を受容し，受容した情報を視覚的イメージなどによって処理し，処理した情報を運動経路を通じて表出するといった一連の過程からなる。つまり，目で見て，イメージで考え，指さしや構成などの手指操作で表現する形式をとる知的活動である。

　非言語性知能が障害された場合には，視覚イメージ的な推理や思考や抽象力などが低下する。たとえば，WAIS-Rの動作性（非言語性）検査問題は「絵画完成」，「絵画配列」，「積木模様」，「組合せ」，「符号」といった問題から構成されているが，これらの課題の成績が低下する。

　非言語性知能は視覚的イメージ処理と密接に関連しているために，視覚的イメージ処理に優位な右側大脳半球が損傷された場合に，非言語性知能が低下しやすいことが確認されている。また非言語性知能は加齢に伴い比較的衰退しやすい。

　c．結晶性知能の障害

　結晶性知能は過去の経験（教育や職業など）を通じて固定化した情報の集合体である。言い換えれば，一般的知識または辞書的な知識に相当するものである。WAIS-Rでは，「知識」・「単語」・「理解」などの問題が結晶性知能を反映する。

結晶性知能が障害されると，一般的な知識が低下した状態を示す。結晶性知能は大脳半球の後方領域が損傷された場合に低下しやすい。また結晶性知能は加齢に伴う衰退が少ない。

　d．流動性知能の障害

　流動性知能は新奇な情報に対して要求される新たな処理能力である。流動性知能には抽象力，推理力，構成力などが含まれる。また既存の情報を要求に適うように運用する方法を案出する能力も流動性知能の働きによる。WAIS-Rでは，「類似」・「算数」・「積木模様」・「符号」・「組合せ」などの問題が流動性知能を反映する。他にも，レーブン（Raven, J. C.）による色彩マトリックス検査が視覚（非言語）性課題による流動性知能の検査課題としてよく利用されている。

　流動性知能が障害されると，新たな問題の解決や新たな状況への適応性が低下する。流動性知能は大脳半球の前方領域が損傷された場合に低下しやすい。また加齢伴い衰退しやすい知能である。

3）知的機能障害に関連する問題

　知能障害は自分自身や外界（環境）の正確な認識や理解を妨げる。自分自身の状態に関する認識や理解の障害は，臨床的には病識の問題となる。また外界に関する認識や理解の障害は，日常生活では不適応（問題）行動を生起させる原因になる。これらのために日常生活の自立が妨げられていることが多い。

　a．病識の低下

　知能障害によって自分の状態に関する認識や理解が低下することが多い。計算力や記憶力や判断力や推理力などが低下していても，そのような状態を的確に認識することができず，また自分の能力の低下を補うことも困難になる。その結果，日常生活ではさまざまな問題に遭遇することになり，困惑し混乱することが少なくない。知能障害がさらに重くなり，病識が欠如すると，日常生活上の支障を気にせず無頓着になる。

b．感情（気分）の不安定

　知能障害によって周囲の環境についての認識や理解が低下すると，自分が今どこにいるのか，何をするのか，今どのような状況にいるのか，これから何が起きるのかあるいは何をしなければいけないのか，といった状況の見通しが曖昧になる。また知能障害の存在は周囲の環境への働きかけを不適切なものにしてしまう。じぶんでは適切にふるまい，話をしたつもりでも，それらが状況に適さなかったり，そぐわなかったりしやすい。結果として，失敗経験にさらされる機会が多くなり，自己評価を低め，自己効力感を失いやすい。

　周囲への見通しの低下や適切な行動の減少は，感情（気分）の安定を乱す。周囲の環境への見通しの低下は，不安を発生させる。また働きかけがうまくいかない場合には，フラストレーション（欲求不満）や気分の落ち込み（抑うつ）を招きやすい（図4-1参照）。

c．不適応（問題）行動の発生

　このような感情的に不安定な状態は極めて過緊張な状態であり，人間にとって不快で耐え難い状態である。そのために，この過緊張な状態を解消しようとしたり逃れようとしたりする行動が，他の行動に優先して出現してくる。

　知能障害が存在すると過緊張な状態に対する耐性が低下し，また適切に解消する行動がとれないために，過緊張な状態からの直接的な解消行動や逃避行動がとられやすい。たとえば，状況がよくわからず不安が強ければ，見なれた人や物や場所を探そうとしたり（徘徊），自分を傷つける強い刺激で不安を紛らわそうとしたりする（自傷）。フラストレーションが蓄積すれば，攻撃行動が出やすい。また無力・抑うつ状態では，閉じこもりがちになる。これらが周囲に理解されない場合，不適応（問題）行動とみなされる（図4-1参照；坂爪，1998；坂爪ら，2000）。

3．認知症のタイプと病巣

　知的機能の障害は精神発達遅滞と認知症とに分けられる。精神発達遅滞は発

育途上で，何らかの先天的な原因によって脳神経系の成熟が遅滞したり阻害されたりしたために，知能の発達が障害された場合をいう。一方，脳神経系への何らかの後天的な原因（脳損傷など）によって，一度は正常に発達した知能が低下した状態が認知症である。ここでは認知症について述べる。

1) 認知症の定義

認知症 (dementia) は一般的に，後天的で非可逆的な知能障害と定義されてきた。

従来からの伝統的な認知症の定義では，治療が困難であるという点が認知症の要件の一つにされてきた。しかし最近では治療技術の進展に伴い，認知症の原因疾患によっては治療の可能性が高い認知症も出てきた。たとえば水頭症や慢性硬膜化血腫を原因とする認知症などは治療可能な認知症と表現されることもある。しかし現在のところ治療可能とされる原因疾患による認知症でも，明らかな認知症症状の完全な治癒は困難であり，意識水準の向上に伴って認知症症状が緩和している場合が多い。

いずれにしても認知症の定義における非可逆性すなわち治療困難という要件は，今後の治療技術の発展によってはあまり強調されなくなる可能性が高いと思われる。このような治療技術の進展や画像診断の発展などを背景にして，最近では認知症症状を一般的に記述するよりも，個々の原因疾患別や障害される脳領域別に症状を記述する方向に変化してきている。

認知症の伝統的な定義における知能障害という部分も，より具体的に状態像を記述する方向に変わってきている。たとえばカミングスとベンソン (Cummings and Benson, 1983) は知能障害という部分をより具体化して，認知症を「言語，記憶，視空間能力，感情あるいは人格，そして認知（抽象化能力，計算力，判断力など）の精神活動のうちで少なくとも三つ以上の障害がみられる，後天的なそして永続的な障害」と定義している。知能の本質は不明でも，知能を構成する認知能力が複数の領域に渡って障害された状態をもって知能障害すなわち認知症とみなしている。

2）認知症のタイプと病巣

認知症は，原因疾患や脳の病変部位や損傷領域の違いによって，臨床的に異なる症状を呈する。病変部位の違いによって認知症は，主に大脳皮質領域が障害される皮質性認知症と，大脳基底核領域が主として障害される皮質下性認知症，あるいは皮質-皮質下の混合型認知症とに分けられる（図3-2参照）。

a．皮質性認知症

皮質性認知症の代表的な原因疾患はアルツハイマー（Alzheimer）病とピック（Pick）病である。どちらも変性疾患で根本的な治療法は未だにない。変性疾患では神経細胞が壊死するために脳が萎縮するが，大脳皮質のさまざまな領域が同時期に一様に萎縮するわけではない。アルツハイマー病では脳の後方領域が主として障害される（後方型認知症）。一方，ピック病では脳の前方領域が主として障害される（前方型認知症）。脳の障害領域の違いによって，認知症の臨床症状も異なって現れる。

後方型認知症の代表例であるアルツハイマー病では，側頭葉内側部（特に海馬領域）の萎縮から始まり，ついで側頭・頭頂・後頭領域，そして前頭葉へと萎縮が拡大していく経過をたどる。臨床症状もこれに対応して出現する。側頭葉内側部の萎縮に伴い記憶が障害されるために物忘れや想い出しが悪くなる。側頭・頭頂・後頭領域の萎縮に伴い結晶性知能が低下してくる。語想起や言語理解の障害，視空間性知覚・認知の障害，構成障害，失行などが生じやすく，ものの名前がいえなくなったり（喚語困難，呼称障害），話の理解が悪くなったり，道に迷ったり，簡単な形が描けなくなったり，道具の使い方を間違えたりするようになる。前頭葉の萎縮に伴い自己意識や意欲が障害され，自分の状態に対する病識が低下したり，自発性がなくなる。

前方型認知症の代表例であるピック病では，前頭葉や側頭葉を中心に脳の前方領域が主に萎縮する。初期には人格と感情の変化が出現しやすい。自発性の低下，脱抑制，無気力，うつ状態，多幸状態などを呈しやすい。人格面での変化のために対人場面など社会的行動に支障が出やすい。流動性知能が障害され，判断力や病識は初期から低下しやすい。萎縮の進行に伴い後期には，結晶性知

能や言語や認知や記憶の障害も顕著になる。言語面では，無意味な会話，喚語困難，言語理解の低下，常同言語，反響言語などが出現する。認知能力や記憶能力は初期には比較的保たれるが，後期には低下する。最終的には知能も全般に障害され，無言・無動状態となる。

　b．皮質下性認知症

　皮質下性認知症を引き起こす代表的な原因疾患はパーキンソン（Parkinson）病とハンチントン（Huntington）病である。基底核，視床，脳幹部など皮質下の障害によって起きてくる。皮質性認知症との大きな違いは，知能障害の他に，運動障害を伴うという点である。運動緩徐（動作が緩慢），振戦（震え），固縮（関節が硬い），筋緊張の異常（筋肉が硬い），舞踏様の動作（踊るような動き）などの運動異常が出現する。精神症状としては，判断・推理・計画・概念形成・思考などの遅延や荒廃などの認知・知能障害，物忘れなどの記憶障害，感情の平板化・鈍麻や抑うつなどの感情障害，能動性・自発性・関心の低下や無気力などの意欲障害，などがみられる。

　c．皮質-皮質下混合型認知症

　多発脳梗塞，感染症，脳腫瘍，脳外傷などを原因疾患として，皮質および皮質下の両方に障害を起こした場合にみられる状態である。前述の皮質性認知症と皮質下性認知症の両者の特徴を示す認知症である。

3）認知症と混同しやすい症状

　本来は認知症ではないのに，認知症と間違えてしまいやすい症状がある。これらの症状を以下にまとめて示した。

　a．失語症

　失語は知的機能検査の成績にさまざまに影響する。失語が存在すれば，特に言語活動が関連する検査課題の成績は低下する。また失語のタイプ（特に流暢性失語）や重症度によっては，言い間違いや意味不明の発語が出現し，話の理解が悪く，コミュニケーションがとれなくなる。そのために周囲は，知能障害が存在すると考えてしまうことが少なくない。

認知症患者と失語患者の違いは，全般的な行動によく現れる。失語症の患者は日常生活のなかで意欲的に活動し，活動の目的性もしっかりとしている。言語的な活動を要しない非言語性の知的課題は良好にこなす。状況判断などの視覚的理解は保たれている。

b．健忘症（記憶障害）

健忘症では記銘力が障害され新しく経験したことを覚えられない。またエピソード記憶が障害され，以前に経験したことが適切に想起されなくなる。しかし意味記憶や手続記憶は保持され，これらの記憶に関する想起は保たれる。そのために健忘症では，意味記憶を必要とする問題から構成されている知能検査の成績は良好である。また判断力や計算力や状況の理解力なども保たれる。

一方，認知症ではエピソード記憶が障害されるだけでなく，意味記憶や手続記憶なども障害されてしまう。加えて，判断力や計算力や状況の理解力なども低下する。

c．急性錯乱状態（せん妄）

急性錯乱状態は，統一した精神活動が困難になる。意識レベルの低下が基本にあり，各種の心理機能が統制を失って活動している状態である。注意障害が著明で，注意が散漫になり，集中力や持続力がない。記憶障害も著しく，記銘・想起障害の他に，失見当識や作話も出現する。会話には一貫性がなく，思考内容も支離滅裂になる。また幻覚や妄想もみられる。さらに強い恐怖感や不安，睡眠と覚醒のリズムの障害，などがみられる。

これらの症状は発症が急激で持続は短期間である。あらゆる心理活動の基盤である覚醒レベルの低下に加えて，心理機能が無統制に活動している状態で，意識レベルの改善とともに，これらの症状は消失する。認知症と異なり，症状に日内・日間の変動があり，また症状が永続することはない。

d．通過症候群

通過症候群は脳損傷の発症後の急性期にみられ，軽度の意識障害なのか認知症なのか非常に鑑別しづらい症状を呈する。認知症が障害部位の違いによって特異的な症状を示すことが多いのにたいして，通過症候群の場合はあらゆる心

理機能や精神活動が全般に低下した状態を示す。脳実質に発生した損傷の後効果が持続している状態ともいえる。この状態が軽度の意識レベルの低下に起因するのか，認知症によるものかがわかりづらい状態で，本来は経過観察によって後方視的に鑑別診断されるものである。

認知症の症状は固定的なのに対し，通過症候群の状態には日内や日間変動がみられる。時間経過によって，改善してくる場合が多いが，悪化する場合もみられる。また認知症と異なり，人格の中核が保たれている印象を伴うことが多い。

e．うつ状態（仮性認知症）

うつ状態では，抑うつ気分や悲哀感が持続する。意欲面への影響も大きく，うつ状態に起因して活動性や積極性や能動性が低下する。意欲低下のために，知能検査などの解決や日常生活でのさまざまな活動がうまくやれなくなってしまう。この状態が認知症と間違われることがあり，本来の認知症と区別して，仮性認知症とよばれることもある。

認知症とは異なり，うつ状態の改善に伴い，認知症様の症状も改善する。特に高齢者では，高齢期うつを呈していることが少なくなく，認知症と間違われやすいので，注意が必要である。

IX．高次脳機能（認知システム）の障害のケア

1．認知リハビリテーション

認知システムに生じた障害に対するケアとしては，認知リハビリテーション（cognitive rehabilitation）や神経心理学的リハビリテーション（neuropsychological rehabilitation）が実施されている。認知リハビリテーションあるいは神経心理学的リハビリテーションという用語は1980年代頃から用いられるようになった（Hanlon, 1994；鹿島ら，1999；Powell, 1981；Prigatano, 1999；Prigatano et al., 1986；Sohlberg et al., 1989, 2001；Trexler, 1982；Wood et al., 1990）。どちらもほぼ

同義で使用されており，さまざまな高次脳機能障害（神経心理学的症状）への治療介入を目的にするリハビリテーションの一領域である。以下，認知リハビリテーションと表現する。

1）認知リハビリテーションとは

認知リハビリテーションの「認知」は広義に心理・精神活動全般を包含している。基本的には心理・精神機能障害や高次脳機能障害に属するあらゆる障害を治療対象にする。また「リハビリテーション」は広義には「全人間的な権利・資格・名誉の回復」を意味し，狭義には障害者の「全人間的復権＝人間らしく生きる権利の回復」と理解される。人間は物理的・生物的・社会的・個性的・価値的側面からなる階層的な存在とみなすことができる。障害はこれらの階層性のどのレベルでも生じうるが，上位の階層レベルになるほど障害の多様性は大きくなる（図1-2参照）。リハビリテーションはこのような人間存在の階層性全般にわたって適用されるべき概念である。

したがって認知リハビリテーションは，リハビリテーション，神経心理学，認知神経心理学，認知心理学，行動心理学，言語病理学，言語学，教育学，神経学，生理学など広範囲の領域の知識や方法や技法を総合的に駆使する複合的な領域であり，主として神経疾患，言い換えれば人間の階層性の生物レベルで生じた原因に起因するさまざまな心理・精神機能の障害を治療対象にして，障害された機能の回復や改善，また日常生活および社会生活上の活動およびそれらへの参加の拡大を目的にするものである。

2）認知リハビリテーションと障害のレベル

リハビリテーションでは一般に障害を「構造・機能障害」，「能力障害／活動制限」，そして「社会的不利／参加制約」の三つのレベルに分けて理解している。つまりどのような機能が障害され，実際の日常生活の活動では何が困難で，社会生活上はどのような制約が存在するかを把握して適切な対応を考える（図1-2参照）。

IX．高次脳機能（認知システム）の障害のケア　159

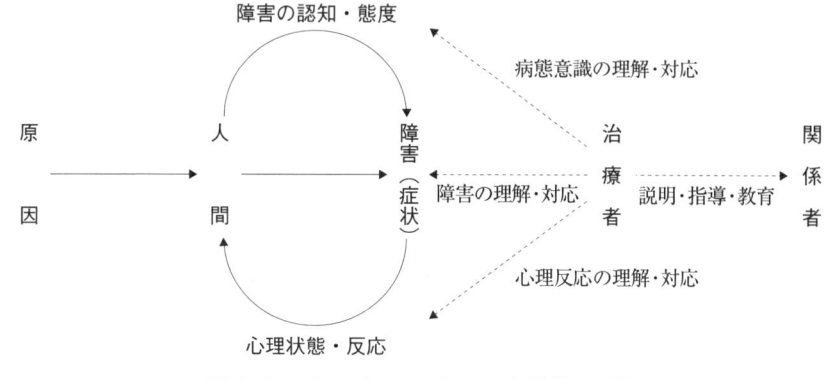

図3-7　リハビリテーション心理学の対象

　心理・精神機能に生じた障害も障害のレベルに応じた治療介入が必要である。「構造・機能障害」レベルでは注意・記憶・言語・認知・知能・遂行機能など，障害の種類別に対応して治療介入する。「能力障害／活動制限」レベルでは，各認知機能に生じた障害が現実の日常生活で引き起こしているさまざまな実際的な活動上の障害を明確にして治療介入する。「社会的不利／参加制約」レベルでは，障害の存在によって本人が受ける社会生活上の制約や不利益を軽減するために，障害を周囲に適切に理解してもらい，生活環境を適切に整える治療介入が大切になる。
　障害をどのレベルで理解して対応するにしても，認知リハビリテーションの実施には，①治療介入する対象の明確化，②具体的な治療介入法の策定と実施，③治療介入効果の確認と必要に応じた修正，という一連の作業を科学的・実証的に実行することが大切になる。このためには後述するように，各種の心理評価を適切におこなう必要がある（坂爪，2006b）。
　認知リハビリテーションを適切に実施するためには，認知障害への対応に加えて，障害に対する本人の自覚状態や感情的反応（病識やうつ状態など），病前・後の性格や人格の状態（性格の尖鋭化や人格変化の有無など），教育歴や職業歴（復職や社会復帰の可能性の検討など），そして家庭環境（家族内の役

割と家庭復帰後の役割交代の問題など）などを総合的に把握して配慮することも大切である（図3-7参照）。

さらに脳損傷後には，認知機能障害の補償過程に伴い心理的な過緊張状態が持続しやすい。このような慢性的ストレス状態にさらされた場合，強い疲労感や神経症的傾向などが発生しやすい。また，認知機能障害によって認知処理に低下や歪みが生じ，環境との間に，いわば「情報遮断」といった状態を起こしやすい。この結果，認知・思考には低下・偏向・非柔軟性などが生起してきやすい。認知状態に適した情報の提供と保障が必要になる（坂爪，2006a）。

2．治療介入の枠組み

認知リハビリテーションでは，認知機能の健常領域と障害領域を明確にして治療介入することが基本になる。障害された機能がより下位の構成単位に分けることができる場合，どの構成単位が障害されたかをさらに分析する。このような作業を通じて治療標的がより明確化され具体化される。そして障害された認知機能や，当該認知機能に変調をもたらしている下位の構成単位に対して治療介入することになる。

認知リハビリテーションの治療介入は，①障害された機能や構成単位への直接的治療介入，②健常な機能や構成単位を利用する代償的治療介入，③外的補助手段を利用する補填的治療介入，④実生活上の適応行動の増加および問題行動の予防と減少を目的にした行動的治療介入，⑤障害に起因した心理的反応に対する心理的治療介入，⑥対象者の状態に適合するように生活環境を整える環境調整的治療介入，以上に大別できる（図3-8参照）。これらの治療介入の枠組みについて以下に概略する。

1）直接的治療介入法（刺激・賦活）

直接的治療介入法は，障害された機能や機能の変調した構成単位を直接改善することを目的にする。原則的には障害機能を反復して使用することによって，

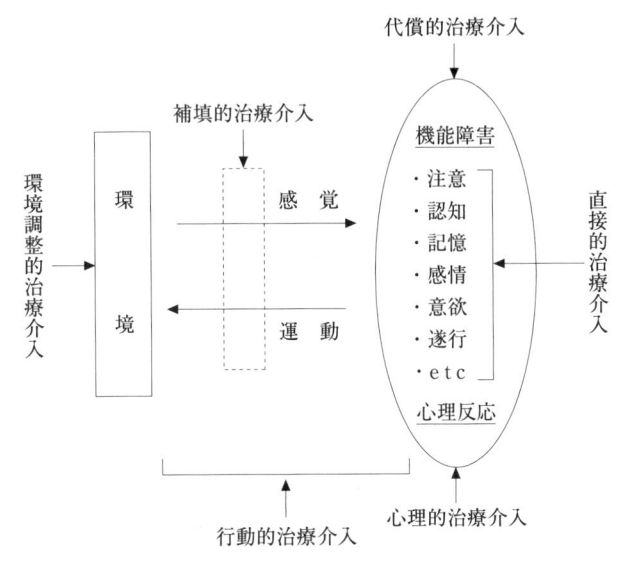

IX. 高次脳機能（認知システム）の障害のケア　161

図3-8　認知リハビリテーションの治療介入の枠組み
出所）坂爪一幸：認知リハビリテーション，渡辺俊之，本田哲三（編）：『リハビリテーション患者の心理とケア』，pp. 236-249，医学書院，東京，2000を一部改変して引用

当該機能を刺激・賦活して改善する介入法である。リハビリテーション治療では最も一般的に採用されている。

この治療介入法の考え方の背景には，認知機能に対する一種の「筋肉観」が存在する。つまり身体の筋肉は反復して鍛錬すれば，筋力が増大し，それに伴い身体的な活動能力は向上する。同じように考えて，認知機能も反復使用することで強化できる。したがって障害された機能も反復使用すれば改善・回復につなげることができると前提している。

直接的治療介入法の有効性の理論的な根拠や機能回復の確実な証拠は現在のところまだ少ない。また特定の治療課題を利用した反復練習による改善が，他の別な課題や事態に対しても般化するかという点に関しても実証的な資料に乏しいのが現状である。しかし，最近では，神経細胞の軸索の再生や発芽など神経生理学的な形態的変化の生起が報告されたり，神経細胞の再生可能性が指摘

されたりしてきている（Kolb, 1995）。また，もし治療標的とした障害機能の構成単位が真に当該機能の構成単位であり，構成単位の元来の働きが反復使用によって回復可能であるとすれば，論理的には般化効果が最も大きい治療介入法とも考えられる。

　直接的治療介入法は治療対象とする障害機能や構成単位が特定できる場合には，それを反復練習して直接的に刺激・賦活できる。しかし，たとえば感情・知能・人格の障害や社会的行動障害などは治療標的を明確に設定したり構成単位化したりするのが難しい。また特に感情や人格の障害では反復練習による刺激・賦活がどういう意味をもつのか曖昧である。このような場合，直接的治療介入法の適用は困難である。

2）代償的治療介入法（代償・補償・置換）

　代償的治療介入法は，障害された認知機能やその構成単位に，他の健常な認知機能や構成単位を介在して働きを代替させることを目標にする。障害機能が健常時に営んでいた働きと同じ働きを障害機能と健常機能とを組み合わせて再び達成する治療介入法である。

　この治療介入法の代表的な理論的モデルは，ルリア（Luria, A. R.）が提唱した心理機能の力動的局在論に基づく「機能系の再組織化」の考え方である（Luria, 1973）。ある働きを営む機能系は階層的な複数の要素的機能単位から構成された，複雑に機能する高次の機能単位である。再組織化は機能系の構成単位の可動性に依拠する。つまりある機能系における障害された機能や構成単位を，他の健常な機能や構成単位に置換・仲介・統合して，機能系全体としての働きを健常時と同様にする治療介入である。

　たとえば記憶という働きを営む機能系のうち，情報の言語性記銘（情報の言語的符号化）の機能単位が障害された場合に，情報の視覚イメージを構成（介在）して記銘（視覚的符号化）することで，日常生活上は以前と同程度の記憶能力を達成する，などがこの治療介入法に相当する。

3）補填的治療介入法（外的補助手段）

　直接的治療介入による機能回復や，代償的治療介入による機能の再組織化は，対象者の機能の適応的な変化に頼るものである．対象者によってはそのような機能の変化が困難な場合もある．機能の適応的変化が困難な場合には，何らかの外的な補助手段を用いて対象者の要求を実現することが必要になる．運動機能障害によって移動能力が失われたときには，車イスという外的補助手段の利用によって，移動を補償している．高次脳機能障害も同様である．たとえば，記憶障害の回復が困難である場合には，記憶障害を外的な補助手段によって補い，実生活で不便が生じないようにすることが必要になる．記憶障害の場合，外的な補助手段としてはメモ帳，スケジュール帳，行動のチェックリスト，アラーム付きの時計，携帯電話などがよく利用される．

　このような外的補助手段は，障害を受けた認知機能を最も効果的で効率よく補い，対象者自身が日常容易に使用できるものを工夫したり選択したりしなければならない．さらに，対象者が補助手段を使いこなすための練習も必要になる．

4）行動的治療介入法（適応性の増大）

　対象者の行動の形成と変容という観点に立つ治療介入である．認知障害の構造分析をおこない，障害機能や障害構成単位を明確にして治療介入するにしても，実際に行動する主体は一個の全体としての人間である．人間には行動の形成や変容のための学習機序が組み込まれている．この学習機序を最大限に活用した効率的な行動の形成や変容を目的する治療介入法である．

　この治療介入法では，治療場面，日常生活，社会生活における実際の具体的な行動を治療介入の対象にする．目的によって，①障害機能の使用行動の増加と維持，②適応行動の増加と維持，③問題行動の予防と減少，以上に大別できる．

a．障害機能の使用行動の増加と維持

　この行動的治療介入の目的は，障害機能を回復・代償・補填するための具体

的な行動を形成し維持することにある。そのためには行動と強化事象（行動の生起頻度を高めるように作用する刺激：報酬）との関係（強化随伴性）を最適に構築する必要がある。

障害を受けた機能や構成単位を回復・代償するための"練習"行動や，健常機能による外的補助手段の効率的な"利用"行動の形成や獲得そして維持が大切になる。障害機能であれ健常機能であれ，ある機能やその構成単位を"使用"する行動を，どのように喚起して，どのような強化事象をどのように随伴するかによって，"練習・使用"行動の形成や維持は影響を受ける。

　b．適応行動の増加と維持

日常生活や社会生活のなかで，適応的な行動を拡大することを目的にする。通常，治療者は対象者のもつ障害に対して治療介入する。治療者は，対象者の示す障害や症状という不適応的な行動に注目して働きかけることになる。その一方で，対象者の適応的な行動に関しては無関心でいることが多い。つまり対象者が示す障害という行動には注目して変容（除去）しようとするが，適応的な行動を拡大しようとする視点に基づく介入は少ない。しかし，対象者の自発性や意欲の向上，気分の安定，さらに生活範囲の拡大という面からは，適応行動に対する認めや声かけなどを細やかに提供することも非常に重要である（坂爪，1998）。

　c．問題行動の予防と減少

不適応行動や問題行動を生起させている環境事象（先行刺激），維持している強化事象（報酬），そしてそれらと不適応・問題行動との関係（強化随伴性関係）を明らかにして，それらの関係を操作することによって，不適応・問題行動を減少し除去する治療介入である。病棟・日常・社会生活場面でのさまざまな不適切な行動や対人的問題，自傷，攻撃・破壊的な行動，多動，徘徊などの問題行動を変容するために，行動療法や認知行動療法のさまざまな技法が利用されている（坂爪，2003d）。

知能障害のところで述べたように，問題行動は気分の安定が保たれていない場合に発生しやすい。気分が不安定な状態は心理的に過緊張で耐え難い状態で

ある。そのために，この過緊張な心理状態から逃れようとする行動（逃避・回避・解消行動）は，他の目的的な行動よりも，優先的に出現しやすく，これが問題行動になりやすい。特に不安，欲求不満，そしてうつ状態という心理的な過緊張状態はさまざまな問題行動を発生させやすい。これらへの配慮が問題行動への予防につながる。

5) 心理的治療介入法（カウンセリング）

認知機能の障害によっては，病識の低下など病態への心理的な反応が問題になる。また障害の存在自体や障害による日常生活上の困難さに起因してさまざまな苦悩を経験することが多い。さらに職業・社会生活上は，対人的な問題や自分の能力と周囲から要求される仕事との兼ね合いに苦悩することが少なくない。さらには自分自身の価値的な存在性に関する苦悩も生じてくる。

認知リハビリテーションに際しては，障害自体への対応だけでなく，障害への態度や障害の存在に関連して起きてくるさまざまな苦悩への対応を目的にした心理的治療介入も必要になる。

6) 環境調整的治療介入法

対象者の認知障害の改善が困難である場合，対象者の機能や能力に見合うように生活環境を整えて，対象者ができるだけ支障なく生活できるようにすることが重要になる。

記憶障害のためにどこに何があるか，いつ何をしなければいけないかがわかりづらくなっているときには，適切な手がかりを生活環境に配置することで生活を支障なく送れるようにすることが必要になる。たとえば必要な情報項目を付箋などで目につきやすいところに掲示しておいたり，スケジュールボードなどを利用して時間の流れをわかりやすくする工夫が大切である。視覚認知障害で形態の識別が困難である場合には，色彩を手がかりに利用したり，視覚的に単純化した生活環境の構築が必要なったりする。

このように対象者の認知障害の状態に配慮して，対象者が理解しやすい形に

環境情報を整えたり，枠づけたり，構造化したりするのが環境調整的治療介入法である。

3．治療介入プログラム

認知リハビリテーションは新しい領域で未だ発展途上である。そのために関連領域の治療技法を試行錯誤的に適用しているのが現状である。治療理論の実証，効果的な治療技法の開発，治療効果の客観的な検証など未解決な課題が多いが，今後の発展が期待される領域である。認知リハビリテーションの基本的な流れを以下に概略する。

1）認知リハビリテーションの治療介入プログラム

認知リハビリテーションは，対象者の認知障害の種類だけでなく，発症からの経過時期や障害への態度など，対象者の状態を適切に考慮した上で実施しなければならない。

a．認知リハビリテーションの時期別対応

認知リハビリテーションのプログラムは発症からの時期によって異なる。脳損傷発症からの経過によって，①発症初期の全般的治療期（覚醒レベルの向上と周囲への応答性の改善など意識状態への全般的な治療介入），②発症中期の特異的治療期（特定の認知機能障害への治療介入），③発症後期の生活的治療期（日常生活の適応状態への治療介入）に大別される。

認知機能障害に対する（狭義の）認知リハビリテーションは②の時期に集中的に実施されることになる。しかし，対象者の障害への態度や取り組みや自立を一貫して促すためには，また家族の障害への理解を得ていくためには，①から③までの時期を視野においた系統的な治療介入が必要になる。

b．認知リハビリテーションにおける心理評価

認知リハビリテーションの実施に際しては，対象者を総合的に理解することが要求される。このためには，臨床心理学的評価，行動心理学的評価，そして

神経心理学的評価を適切に実施することが大切である。

　狭義の臨床心理学は人間の「心」を対象にして，「心」を比較的に全体として理解する。面接以外に，「心」の状態や特性を理解する手段として，標準化された心理検査を利用することが多い。「心」の示す発達，知能，性格・人格などの現象や特性を定量的に測定して，対象者を検査が想定する母集団の特定の場所に位置づける。具体的には，対象者の検査得点（発達指数や知能指数など）を母集団の標準値（平均値や中央値などの代表値）と比較する。つまり，対象者を相対的に比較する個人間比較（対象者個人と"平均的"個人の比較）に基づく評価である。量的な検査に基づく評価では，判断基準が明確に示され，健常と障害を区別しやすい利点がある。反面，障害の具体像が不明確で，具体的対応を策定しづらい。

　行動心理学的な評価では，人間の「行動」を環境との関係で理解する。特定の標的「行動」の観察から，「行動」を引き起こす先行刺激，「行動」の生起，そして「行動」を維持する強化刺激の3項間の関係を明確にする（行動分析）。このような観点からの評価は，日常の具体的な特定の「行動」を対象にするために，評価対象を客観化（生起頻度の記録など）でき，また具体的な対応を策定できる利点がある。反面，具体的「行動」のみを対象にしたとき，問題の原因の解明や根本的な対策が立てづらく，対症療法的な対応になりやすい。

　神経心理学は脳・神経科学を背景にして，また比較的最近では認知科学の影響を受けて発展してきた。神経心理学は「心」や「行動」を脳との関係から，「脳（心理）機能」（高次脳機能）としてとらえ，「心」や「行動」を構成する「脳（心理）機能」を分析的に理解する観点をとる。たとえば感覚，運動，注意，認知，記憶，遂行機能，感情，意欲などの高次脳機能は脳損傷後の障害（症状）の分析から抽出されたものであり，いわば脳という実体に密接に対応した「心」や「行動」の構成要素といえる。対象者の「心」や「行動」の構成要素に関するプロフィール（健常機能と障害機能の明確化）を確認するという点で，神経心理学的観点による評価は個人内比較（対象者の各心理機能の比較）を基本にする定性的な性質をもつ。このために対象者の状態にあわせて，

検査課題を適宜にオーダー・メードで組み立てて評価する。その際，定量的な心理検査も利用する。

　臨床，行動，そして神経心理学の各観点からの評価は相互に補完的な関係にある。「心」の状態は「脳（心理）機能」や「行動」に影響を与える。査課題への取り組み態度や動機づけや気分状態などは検査結果に影響する。一方，評価者が観察する「心」や「脳（心理）機能」の状態は検査場面で現れる「行動」でもある。評価者の言葉かけや態度や表情，また課題の達成状態などが対象者の「行動」に先行したり随伴したりして「心」や「脳（心理）機能」の現れ方に影響する。そして，人間が生物である以上，「脳（心理）機能」は「心」や「行動」の基盤である。対象者の「心」を面接や検査によって評価するには，言語や注意や記憶などの「脳（心理）機能」が要求される。同様に，「行動」の生起や維持に関係する先行刺激や強化刺激の感受と処理，また「行動」という表出には「脳（心理）機能」が必要になる。このように，少なくともリハビリテーション領域における心理評価に際しては，広い観点からの人間理解が大切である。いずれかの立場に極端に偏った観点の心理評価は，対象者の正確な理解と対象者への的確な対応を妨げる危険性が高いことを銘記すべきである（坂爪，2006ab）。

ｃ．認知リハビリテーションの実施計画

　認知リハビリテーションの効果は実証的に確認されなければならない。効果のない治療技法を修正したり，あるいは別の治療技法に切り替えたりしなければならない。このためには治療介入の効果を適切に評価する計画に基づいて，認知リハビリテーションを実施することが大切になる。

　治療介入効果を自然回復による効果と区別するためには，対象者の認知機能や能力の状態を計画的にまた客観的に評価しなければならない。しかし，伝統的な実験計画法に従った治療効果の確認は実際には困難である。つまり，障害の種類や重症度の類似した対象者を集めて治療群と対照群とに等質に群分けし，治療群にだけ治療介入操作を施して，その効果を対照群と比較するという評価方法は，倫理的にまた対象者の認知障害の等質性の保証という点からも，リハ

ビリテーションでは適用が困難である。

　このような欠点を補うために，単一症例実験計画法が用いられることが多い。種々の型の計画法が開発されているが，比較的単純で利用しやすい計画法はABAB型計画法である。この計画法は機能や能力の測定期(A)と治療介入の実施期(B)を繰り返す計画法で，実際には治療介入前のベースラインの測定期(A)，治療介入の実施期(B)，治療介入の撤回と再測定期(A)，治療介入の再実施期(B)の四つの時期が設定される。A期とB期における治療対象の測定成績を比較して，治療介入の効果を確認することになる。他にも，多重ベースライン型，基準移動型，交替操作型などの計画法が開発されている（Barlow et al., 1984；岩本ら，1990）。対象者の特徴や測定対象や治療介入技法などに応じて，適した計画法を適宜選択して実施にする。

2) 認知リハビリテーションの障害別技法

　各認知機能障害に対する認知リハビリテーションの治療介入法の例を以下に概略する。

a．失語の認知リハビリテーション

　失語に対するリハビリテーションは，従来から言語療法として実施されてきている。失語は主に左大脳半球損傷後に生じやすい代表的な認知障害である。失語への治療介入は他の認知障害に比べて歴史が長く，さまざまな治療介入の技法が提唱されている。比較的よく使用される治療介入法としては次のものがある。①障害された言語機能への反復練習による直接的な治療介入，②視覚記号やジェスチャーを使用する代償的な治療介入，③トーキング・エイドやコミュニケーション・ボードなどを利用する補填的な治療介入などが実践されている。

b．視空間知覚・認知障害の認知リハビリテーション

　視空間性知覚・認知の障害である半側空間無視を対象にした治療介入が多く実施されている。半側空間無視は主に右大脳半球脳損傷後に生じやすい代表的な認知障害である。脳損傷側と反対側の空間領域に存在するものに対して不注

意や反応の困難さを示す。また自身の身体に関しても無視側で意識性が低下する場合もある。

半側空間無視の系統的な治療介入として，ディラーら（Diller et al., 1977）は半側空間無視症状の類型と階層性に対応した治療介入を実施している。つまり，① 単純な視覚刺激の探査練習（単純な幾何図形の視覚操作など），② 身体感覚の覚知練習（身体空間への刺激の位置定位の練習など），③ 複雑な視覚刺激の探査練習（錯綜図など複雑な視覚刺激の探査など）を段階的に試みている。その際に，無視側空間への注意を促すために手がかり刺激を導入したり，反応のペースを調整したり，結果に対しては即時にフィードバックを提供したりなど，行動的な治療介入法の技法を利用している。

c．失行の認知リハビリテーション

失行，特に観念運動失行や観念失行に対する認知リハビリテーションはこれまであまり実践されてこなかった。理由は，これらの失行を有する対象者自身が障害の存在に気づくことが少なく，また日常生活における自然な状況下では失行の症状が現れにくい，さらに失行は自然回復すると考える研究者が多かった，などによる。これらのために積極的な治療介入が実施されてこなかった。しかし最近の研究では，失行の存在が日常生活活動の自立に悪影響を与えていることが指摘されてきている。

失行の効果的な認知リハビリテーションは，直接的な治療介入法よりも，代償的な治療介入法であることが指摘されている。① 実行しようとする動作を言語化する「言語的媒介法」，② 実行中の動作を注視する「視覚的媒介法」，などが提唱されている。これらは，通常は筋運動感覚に基づいて実行される動作を他の感覚を介在させて補正する技法である（坂爪，2005e）。

d．記憶障害の認知リハビリテーション

記憶障害の改善や回復を目的にする直接的な治療介入と，記憶に関連する認知機能を効果的に活用する間接的な治療介入がある（坂爪ら，1999）。

記憶障害の直接的な治療介入法は，単語リストなどの記憶材料を反復して記憶練習することによって，障害された記憶機能を刺激・賦活して改善すること

を目的にする。しかしながら，反復練習による記憶力の全般的な改善や増強を示す実証的な資料はあまり存在しない。

記憶障害への間接的な治療介入法には，①記銘時に視覚イメージを利用する「イメージ化方略」，②記銘材料の言語的処理を深くする「言語的精緻化方略」，③記銘材料に関係した動作を実行して記銘する「動作化方略」などがある。これらは視覚・聴覚・運動覚などのさまざまな感覚様相を利用したり，記銘材料の処理をより深化させたりすることによって記憶を改善しようとするものである。

これらの他にも最近では，④対象者の記憶障害を全般的に改善することを目的にするのではなく，対象者の日常生活で実用的な意味をもつ特定の情報の学習に焦点をあてた「領域特異的知識の獲得」，⑤記憶障害者の情報獲得を効率よく確実にするために，手がかりを徐々に少なくしていく「手がかり漸減法」，⑥誤った反応の生起をできるだけ防いで，正しい反応を獲得しやすくする「無誤謬学習法」など，さまざまな教授法が利用されている。さらに，⑦日常生活に必要な実用的な技能を獲得するために「生活技能訓練」が実施されている（坂爪，2002, 2005c）。

e．注意障害の認知リハビリテーション

注意障害に対する系統的な治療プログラムにはソールバーグら（Sohlberg et al., 1986）による「アテンション・プロセス・トレーニング（Attention Process Training)」がある。これは注意機能を持続性・選択性・交代性・分配性注意の各機能に分けて，各注意機能を別個に評価して対応した治療課題を設定し反復練習するものである。この治療技法は注意機能を直接的に刺激して改善することを目的にした治療介入法である。

注意機能に負荷をかけて改善するために，運動課題や認知課題を速度差をつけて実施させる「速度制御手続き法」も試みられている。いつものやりやすい速さ（自然速度）で課題を実行させたり，できるだけ速く（最大速度）実行させたり，できるだけ遅く（最小速度）抑制しながら実行させるものである（坂爪，2005b；坂爪ら，2006）。課題の性質によっては強度さをつけて実行するこ

とも，注意機能に負荷をかけることになる。

他にも代償的な治療介入法として，① 言語を介在させて注意の制御を図る「言語的媒介法」が用いられている。さらに，② 注意行動に対しては強化刺激（報酬）を随伴して生起頻度を増大させ，また不注意行動には強化刺激を撤去したり無視したりして生起頻度を減少させることを目的にした「行動条件づけ法」などの行動的な治療介入も実施されている。

f．遂行機能障害の認知リハビリテーション

遂行機能とは，行動の意図，行動手順の計画，行動の実行と結果の評価，そして行動の効率化・最適化，といった一連の過程を総称した機能であり，前頭葉損傷後に特に障害されやすい。遂行機能障害への治療介入には，① 自分の思考や行動を言語的に統制する「自己教示法」，② 問題の分析，実際の解決，解決法の言語的叙述，そして解決結果の評価と検討，の一連の認知過程を明瞭に意識化させる「問題解決法」が実施されている（坂爪，2005d；坂爪ら，1998，2003；本田ら，1998）。

g．行動障害の認知リハビリテーション

脳損傷後には興奮状態，攻撃行動，抑制障害，保続，衝動性の亢進，社会的行動の低下や欠如などの行動障害が生じる場合がある。これらに対しては行動的治療介入法の技法が適用されることが多い。① 当該の問題行動を引き起こす刺激を除去する「刺激撤去法」，② 問題行動の生起時に本人を別の静穏な環境に移す「タイムアウト法」，③ 問題行動を維持している強化刺激を除去する「強化刺激撤去法」，④ 問題行動の抑制や適応行動に強化刺激を随伴する「強化刺激提示法」などが実施されている（坂爪，2003e，2006c）。

h．認知症の認知リハビリテーション

認知症はさまざまな認知機能が全般に低下して日常生活の適応行動が困難になった状態である。このような認知症に対しては前述の治療介入法を対象者の状態に合わせて適宜に導入することになる（図3-9参照）。① 全般的な賦活・刺激化（体操やレクリエーション活動なども含む），② 認知機能の低下に対する回復・代償・補填的治療介入，③ 日常生活上の適応行動の形成と問題行動

脳変性疾患・脳血管障害・脳外傷・他

```
認知リハビリ ──記憶障害    認知障害    遂行機能障害──高次脳機能
テーション

認知行動療法 ──もの忘れ  理解・判断低下  目的性低下 ──日常能力

精神療法   ──困惑・不安   欲求不満   無力・抑うつ──心理反応

行動療法   ──徘徊・興奮   攻撃・固執   引きこもり──行　動
```
広義の認知リハビリテーションにはこれらの各治療介入法が含まれる

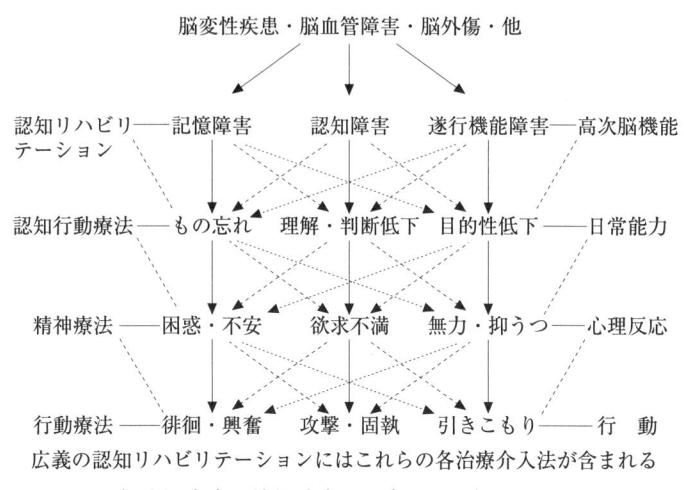

図 3-9　認知症の高次脳機能障害，日常能力の低下，心理反応および
　　　　行動の関係と各治療介入法の適用例

出所）坂爪一幸：認知症の非薬物療法：精神療法・認知行動療法．『老年精神医学雑誌』，17(7)：718-727, 2006より引用

の除去を目的にする行動的治療介入，④ 本人の機能状態に合わせた環境調整的治療介入（「補填的環境」設定や生活環境の「視覚的構造化」などの環境調整的治療介入），そして，⑤困惑や不安や欲求不満などで気分的な安定を妨げられやすい心理面に配慮した心理的治療介入など，総合的な対応が必要になる（坂爪，2003e，2005a，2006c；坂爪ら，2000）。

　他にも失見当識や記憶障害の強い認知症の対象者に，時間や場所や最近の出来事などの自覚を促したり見当識を維持したりするために「現実見当識訓練」が実施されている。これは，関係者が対象者に"今，何時か"，"ここはどこか"，"今，何をしているか"など日常生活で進行中の情報を明確に一貫して提供していくものである。また，対象者の記憶を刺激して感情的な活性を図るために，残存記憶を活用する「回想法」も試みられている。

　対象者が高齢である場合には，負荷の強い認知リハビリテーションの治療介入はなじまないことが多い。特に高齢社会の進行に伴って，施設に入居してい

る認知症性高齢者も増加している。このような対象者に対しては，楽しみながら参加できるレクリエーション活動のなかに，前述の認知リハビリテーションの治療介入の要素を包括的に取り入れた「治療的レクリエーション」によって機能の維持や改善を考えていくことも重要である（久保田ら，2003；坂爪ら，2003）。

3）認知リハビリテーションの実施様式

　現在病院で実施されている評価やリハビリテーションは，機能障害を対象にしたいわゆる"ボトム・アップ"的で"人工"的なアプローチが主体になっている。個々の機能障害の回復を目的にしたリハビリテーションを，既存のプログラムに基づいて，実施している場合が多い。施設内で実施した認知リハビリテーションを実施して一定の改善効果が得られても，その効果が実生活に反映されない場合が少なくない。特に高次脳機能障害では，般化効果の乏しさを指摘されることが多い。

　このような問題を解決するには，施設内でのリハビリテーション・アプローチのほかに，"トップ・ダウン"的で"生態学"的なアプローチも大切である。このためには，対象者の健常機能と障害機能のプロフィールの明確化，家庭環境や生活歴や職業歴への配慮，そして実際の生活の場や職場で要求される具体的能力の確認など，対象者と生活環境の総合的な評価が欠かせない。このような総合的評価に基づいて，現実に生活する場や働く場でリハビリテーションを実施することが必要である。生活の場で，生活に必要な能力に，具体的に治療介入していくことで，当該能力の実現に関係している要素的な機能障害の改善を促し，また当該能力の関連機能を再（新）編成するアプローチである。このようなリハビリテーションを実施する体制の確立が望まれる（坂爪ら，2004；Honda et al., 2004；本田ら，2006）。

【引用・参考文献】

1 ）Barlow, D. H., Hersen, M.: *Single Case Experimental Designs ; Strategies for*

studying behavior change, 2nd ed, Pergamon Books, New York, 1984 (高木俊一郎, 佐久間徹(監訳):『1事例の実験デザイン』, 二瓶社, 1988)
2) Capruso, D. X., Hamsher, K. de S., Benton, A. L.: Clinical evaluation of visual perception and constructional ability, Snyder, P. J., Nussbaum, P. D. (eds): *Clinical Neuropsychology*, pp. 521-540, American Psychological Association, Washington, DC, 1998
3) Cohen, R. A., Malloy, P. F., Jenkins, M. A.: Disorders of Attention, Snyder, P. J. and Nussbaum, P. D. (eds): *Clinical Neuropsychology*, pp. 541-572, American Psychological Association, Washington, DC, 1998
4) Cummings, J. L., Benson, D. F.: Dementia ; A clinical approach, Butterworths, Boston, 1983 (長谷川和夫(監訳),『痴呆―診断と治療へのアプローチ』, 情報開発研究所, 1986)
5) Diller, L., Weinberg, J.: Hemi-inattention in rehabilitation ; The evolution of a rational remediation program, Weinstein, et al. (eds): *Advances in Neurology*, vol.18, Hemi-inattention and Hemisphere Specialization, pp. 63-82, Raven Press, New York, 1977
6) Folstein, M. F., Folstein, S. E., McHugh, P. R.: "Mini-Mental State"; a practical method for grading the cognitive state for the clinician. J. Psychiatr. Res. 12: 189-198, 1975
7) 福井圀彦, 藤田勉, 宮坂元麿(編):『脳卒中最前線―急性期の診断からリハビリテーションまで』, 第三版, 医歯薬出版, 2003
8) Geschwind, N.: Disorders of attention ; *A frontier in neuropsychology*, Phil. Trans. R. Soc. Lond B298: 173-185, 1982
9) Hanlon, R.: Neuropsychological rehabilitation. In Zaidel, D. W.(ed): *Neuropsychology*, pp317-338, Academic Press, San Diego, 1994 (河内十郎 (監訳) :『神経心理学』, pp. 385-411, 産業図書, 1998)
10) 長谷川和夫, 井上勝也, 守屋國光:老人の痴呆診査スケールの一検討.『精神医学』, 16:965-969, 1974
11) Hecaen, H., Albert, M. L. (eds): *Human Neuropsychology*, John Wiley, New York, 1978 (安田一郎訳:『神経心理学』, 上・下巻, 青土社, 1983)
12) Heilman, K. M., Valenstein, E. (eds): *Clinical Neuropsychology*, 3rd ed, Oxford University Press, New York, 1993 (杉下守弘(監訳):『臨床神経心理学』, 朝倉書店, 1995)
13) Hoffman, M. W., Bill, P. L.: The environmental dependency syndrome, imitation behaviour and utilization behaviour as presenting symptoms of bilateral

frontal lobe infarction due to moyamoya disease. *South African Medical Journal* 81: 271-273, 1992

14) 本田哲三, 坂爪一幸：遂行機能障害のリハビリテーション. 『失語症研究』, 18 (2)：146-153, 1998

15) Honda, T., Sakatsume, K., Takahashi, K.: Development of A Job Coaching Program Performed By The Medical Rehabilitation Team For Patients With Higher Brain Dysfunction. International Neuropsychological Society, 32nd Annual Meeting Program and Abstracts: 90, 2004

16) 本田哲三, 坂爪一幸, 高橋玖美子(編)：『高次脳機能障害のリハビリテーション—社会復帰支援ケーススタディ』, 真興交易㈱医書出版部, 2006a

17) 岩本隆茂, 川俣甲子夫：『シングル・ケース研究法』, 勁草書房, 1990

18) 鹿島晴雄, 加藤元一郎, 本田哲三：『認知リハビリテーション』, 医学書院, 1999

19) 鹿島晴雄, 種村純(編)：『よくわかる失語症と高次脳機能障害』, 永井書店, 2003

20) 加藤伸司, 下垣光, 小野寺敦志・他：改訂長谷川式簡易知能評価スケール (HDS-R) の作成. 『老年精神医学雑誌』, 2：1339-1347, 1991

21) Kolb, B.: *Brain Plasticity and Behavior*, Lawrence Erlbaum Associates, Publishers, New Jersey, 1995

22) 久保田恭子, 坂爪一幸：認知リハ的レクリエーション活動導入による痴呆性高齢者の知的機能の変化, 認知リハビリテーション研究会(編)：『認知リハビリテーション2003』, pp. 20-25, 新興医学出版社, 東京, 2003

23) Lhermitte, F.: "Utilization behaviour" and its relations of frontal lobes. *Brain*, 106: 237-255, 1983

24) Luria, A. R.: *The Working Brain ; An introduction to neuropsychology*, Penguin Books, New York, 1973 (鹿島晴雄(訳)：『ルリヤ神経心理学の基礎—脳のはたらき』, 第二版, 創造出版, 1999)

25) Powell, G.: *Brain Function Therapy*, Gower Publishing Company, Great Britain, 1981

26) Prigatano, G. P., Fordyce, D. J., Zeiner, H. K. et al.: *Neuropsychological Rehabilitation after Brain Injury*, The Johns Hopkins University Press, Baltimore, 1986 (八田武志・他(訳)：『脳損傷のリハビリテーション—神経心理学的療法』, 医歯薬出版, 1988)

27) Prigatano, G. P.: *Principles of Neuropsychological Rehabilitation*, Oxford University Press, New York, 1999 (中村隆一(監訳)：『神経心理学的リハビリテー

ションの原理』,医歯薬出版,2002)
28) 坂爪一幸:機能遂行速度の制御の障害と脳損傷側の関連—effortful 条件と non-effortful 条件における遂行速度の比較.『神経心理学』,9(4):230-239,1993
29) 坂爪一幸:遂行機能障害,記憶障害の認知リハビリテーションにおける学習理論の役割—馴化型・予測型・制御型学習の困難を例として.『認知リハビリテーション』,3(2):2-13,1998
30) 坂爪一幸:認知リハビリテーション,渡辺俊之,本田哲三(編):『リハビリテーション患者の心理とケア』,pp.236-249,医学書院,2000
31) 坂爪一幸:記憶障害とリハビリテーション—代償手段.『総合リハビリテーション』,30(4):321-327,2002
32) 坂爪一幸:脳イメージングと臨床心理学.『臨床心理学』,3(2):275-281,2003a
33) 坂爪一幸:自立を妨げる精神機能障害は—感情・意欲・注意・知能・遂行機能・人格の障害,福井圀彦,藤田 勉,宮坂元麿(編):『脳卒中最前線—急性期の診断からリハビリテーションまで』,第三版,pp.280-292,医歯薬出版,2003b
34) 坂爪一幸:脳卒中後の疲労,福井圀彦,藤田勉,宮坂元麿(編):『脳卒中最前線—急性期の診断からリハビリテーションまで』,第三版,pp.299-300,医歯薬出版,2003c
35) 坂爪一幸:重度の左片麻痺があるのに左手足は動くという—病態失認とその対策,福井圀彦,藤田勉,宮坂元麿(編):『脳卒中最前線—急性期の診断からリハビリテーションまで』,第三版,pp.272-275,医歯薬出版,2003c
36) 坂爪一幸:構成障害,鹿島晴雄,種村 純(編):『よくわかる失語症と高次脳機能障害』,pp.306-314,永井書店,2003d
37) 坂爪一幸:認知行動療法,『痴呆症学(1)—高齢社会と脳科学の進歩』,日本臨牀社,pp.543-547,2003e
38) 坂爪一幸:認知症の認知リハビリテーション,水島繁美(編):『Monthly Book Medical Rehabilitation, Vol.54—認知症のリハビリテーション実践マニュアル』,pp.85-95,全日本病院出版会,2005a
39) 坂爪一幸:各障害の診断とリハビリテーション—注意障害,本田哲三(編):『高次脳機能機能障害のリハビリテーション—実践的アプローチ』,pp.42-61,医学書院,2005b
40) 坂爪一幸:各障害の診断とリハビリテーション—記憶障害,本田哲三(編):『高次脳機能機能障害のリハビリテーション—実践的アプローチ』,pp.62-81,医学書院,2005c

41) 坂爪一幸：各障害の診断とリハビリテーション―遂行機能障害，本田哲三(編)：『高次脳機能機能障害のリハビリテーション―実践的アプローチ』， pp. 104-121，医学書院，2005d
42) 坂爪一幸：各障害の診断とリハビリテーション―失行症，本田哲三(編)：『高次脳機能機能障害のリハビリテーション―実践的アプローチ』， pp. 122-143，医学書院，2005e
43) 坂爪一幸：高次脳機能障害について―若年から成人まで，本田哲三，坂爪一幸，高橋玖美子(編)：『高次脳機能障害のリハビリテーション―社会復帰支援ケーススタディ』， pp. 14-40，真興交易㈱医書出版部，2006a
44) 坂爪一幸：心理評価―心理評価の意味と実施にあたっての注意．『総合リハビリテーション』，34(1)：55-62，2006b
45) 坂爪一幸：認知症の非薬物療法：精神療法・認知行動療法．『老年精神医学雑誌』，17(7)：718-727，2006c
46) 坂爪一幸，平林一，金井敏男：脳損傷患者の持続的注意力の障害と主観状態，知的機能，及び日常情意行動の関連．『精神医学』，32(10)：1111-1119，1990
47) 坂爪一幸，今村陽子：脳損傷患者のレーヴン色彩マトリックス検査の成績と痴呆，年齢，構成障害および性差の関連．『神経心理学』，11(3)：158-169，1995
48) 坂爪一幸，本田哲三：記憶障害の治療―認知リハビリテーション・実践，松下正明(総編)：『臨床精神医学講座 S2 記憶の臨床』， pp. 440-456，中山書店，1999
49) 坂爪一幸，本田哲三：痴呆のリハビリテーション．『からだの科学』，213：34-38，2000
50) 坂爪一幸，本田哲三，南雲祐美，中島恵子：遂行機能障害に対する認知的リハの試み―改善例の検討．『認知リハビリテーション』， 3 (2)：94-99，1998
51) 坂爪一幸，本田哲三，中島恵子，南雲祐美：遂行機能障害の認知リハからみた遂行，注意，および記憶の関係，認知リハビリテーション研究会(編)：『認知リハビリテーション2001』， pp. 81-88，新興医学出版社，2001
52) 坂爪一幸，本田哲三，上久保毅，中島恵子，南雲祐美：遂行機能障害の認知リハビリテーションの効果と脳損傷部位の検討，認知リハビリテーション研究会(編)：『認知リハビリテーション2002』， pp. 132-138，新興医学出版社，2003
53) 坂爪一幸，久保田恭子，植屋悦男，大貫稔：痴呆性高齢者への治療的レクリエーションの試み―知的機能の変化を指標にした効果の検討．『日本健康医学会雑誌』，12(1)：16-21，2003
54) 坂爪一幸，本田哲三，高橋玖美子，吉村茂和，倉持昇，朝比奈朋子：高次脳機能障害の代償によって復職した脳外傷事例―アイデア・プロセッサによる遂行機

能障害の代償，認知リハビリテーション研究会(編)：『認知リハビリテーション 2004』，pp. 46-56，新興医学出版社，2004
55) 坂爪一幸，倉持昇，船橋圭，本田哲三：訓練の方法—理論と実際：注意障害，鈴木孝治，早川裕子，種村留美，種村純(編)：『高次脳機能障害マエストロシリーズ(4)リハビリテーション介入』，pp. 25-33，医歯薬出版，2006
56) Shiffrin, R. M., Schneider, W.: Controlled and automatic human information processing: Ⅱ. Perceptual learning, automatic attending and a general theory. *Psychological Review* 84: 127-190, 1977
57) Snyder, P. J., Nussbaum, P. D. (eds): *Clinical Neuropsychology*, American Psychological Association, Washington, DC, 1998
58) Sohlberg, M. M., Mateer, C. A.: *Attention Process Training*, Association for Neuropsychological Research and Development, Washington, 1986
59) Sohlberg, M. M., Mateer, C. A.: *Introduction to Cognitive Rehabilitation ; Theory and practice*, Guilford Press, New York, 1989
60) Sohlberg, M. M., Mateer, C. A. (eds): *Cognitive Rehabilitation ; An integrative neuropsychological approach*, Guilford Press, New York, 2001
61) Sohlberg, M. M., Mateer, C. A.: Management of attention disorders, Sohlberg, M. M., Mateer, C. A. (eds): *Cognitive Rehabilitation ; An integrative neuropsychological approach*, pp125-161, Guilford Press, New York, 2001
62) 田邉敬貴：『痴呆の症候学』，医学書院，2000
63) Trexler, L. E.: *Cognitive Rehabilitation ; Conceptualization and intervention*, Plenum Press, New York, 1982
64) 梅津八三・他(監修)：『新版心理学事典』，pp. 574-576，平凡社，1981
65) Wood, R. L. I., Fussey, I.: *Cognitive Rehabilitation in Perspective*, Taylor & Francis, London, 1990 (清水一・他(訳)：『認知障害のリハビリテーション』，医歯薬出版，1998)
66) Whitty, C. W. M., Zangwill, O. L.: *Amnesia*, 2nd ed., Butterworth, London, 1977
67) 山鳥重：『神経心理学入門』，第一版，医学書院，1985

第4章

学習システムの障害と援助

I.「微視」的治療介入と「巨視」的治療介入

　認知リハビリテーションの項で述べたように，リハビリテーションにおける治療介入は，機能を分析して障害機能を同定し，治療介入の目標を設定し，具体的な治療手順を策定して実施することからなる。治療介入の対象とする障害機能がいくつかの下位の構成単位からなる場合，機能を構成する単位のうち，どの構成単位に障害の原因が存在するのかを詳細に分析して明確にする必要がある。あるいはいくつかの機能が協調して働いている機能システムが障害された場合には，機能システムに属する機能のうちの，どの機能に障害が存在するのかを分析して解明することが必要になる。

　当該機能が健全に作用しない原因となっている構成単位に対して，または当該機能システムの健全な作用を妨げている機能部分に対して，治療介入を施すことになる。治療介入は，直接的治療介入と間接的治療介入に分けることができる。直接的治療介入は，障害された構成単位や機能部分を直接に改善させたり回復させたりすることを目的にする。間接的治療介入は，障害された機能や機能システムに，他の健全な構成単位や機能部分を仲介させることによって，健常時と同様な働きを営めるように，機能や機能系を再編成することを目的に

する。

　このように障害機能を下位の障害単位に還元したり，機能システムをその構成要素の機能に還元したりして，障害モジュールや要素的機能に直接的または間接的に治療介入するアプローチを「微視」的治療介入アプローチとすれば，病棟生活や日常生活や社会生活のなかで，適応行動の増加と問題行動の発生の予防や減少を目的にする，より全体的な「巨視」的治療介入アプローチも考えられる。「巨視」的治療介入は，認知リハビリテーションの項で述べた治療介入の枠組みでいえば，行動的治療介入に相当するものである。

　いずれの治療介入アプローチを実施するにしても，そこには対環境および対人間（治療者や家族など）との相互作用が常に存在している。この対環境・人間との相互作用による患者の認知構造や行動の変化には，あらゆる生物に共通した学習という機序やシステムが関与してくる。

　ここでは，リハビリテーションにおける学習システムの役割と関係を「巨視」的治療介入アプローチの視点から考えてみる。脳損傷後に生じる認知システムの障害の一つである記憶障害や遂行機能障害，また感情障害を例にして，リハビリテーションの治療場面や日常生活場面における学習システムの障害とその結果や，リハビリテーションへの影響を取り上げてみる。これらの視点は当然，「微視」的治療介入アプローチや他システムの障害にも適用可能なものである。

II．生物の適応形態と学習型

1．生物と環境の相互作用と学習

　生物は環境のなかで生命を営んでいる。もしも生物の生存環境に変化が全くないとしたら，生物のエネルギー代謝における効率の点からは，最適な適応形態は何も行動しないということであろう。しかし実際には，生物の生存環境は時々刻々と変化している。生物は絶えず変化する環境と絶え間なく相互に作用

し合って生存している。環境との相互作用の原型的な適応形態は，生物が自身の生命を維持するために栄養物に対して接近し捕食行動をおこなう。また自己保存のために危険に対しては逃避・回避行動をおこなう，ということになろう。

　生物が環境と相互作用をもって生存していく際に，環境に生じる変化という点から，三種の異なる基本的な相互作用の仕方，言い換えれば適応形態をみることができる。一つは一定の環境内に，ある特性をもつ特定の事象が単独で生起（一つの刺激が変化）した場合に生物が示す適応形態である。次に，一定の環境内において，ある特定の事象が別の事象とある関係を有して生起（二つの刺激が変化）した場合の適応形態がある。そして最後は，一定の環境内において，ある特定の事象が生物の行動とある関係を有して生起（生物の行動によって環境が変化）した場合の適応形態である。

　生物が示す適応の現象は心理学的には学習の問題として考えられてきた。学習は行動主義の立場からは経験による行動の比較的永続的な変化として，また認知主義の立場からは経験による比較的永続的な認知構造の変化として定義されている。

2. 馴化型学習と既知性

　前述の三つの適応形態のうち，最初のケースは，学習・行動理論における学習パラダイムでは，馴化（habituation）現象として研究されてきた。一定の環境内である特定の未知の事象（新奇刺激）が単独で生起した場合，生物はその刺激の特性を最大限に感知するために，目や耳などの感覚受容器を刺激の発生した方向に反射的に向ける。たとえば，新奇な視覚刺激に対しては，視線をその刺激の方向に反射的に移動する。パブロフ（Pavlov, I. P.）のいう無条件（生得）的な定位反射・反応（orienting reflex or response）が生起する。この定位反射・反応自体は学習によるものではなく，生得的に組み込まれた機能である。しかし同一の刺激事象が反復して生物に経験されると，生物は定位反射・反応を次第に示さなくなる。このような馴化現象は，感覚刺激に対する単純な慣れ

によるものではなく，生物が経験によって学習した結果である。このことは，刺激の強度が変化したり，反復刺激が消失したり，持続している刺激が中断したり，刺激事象の意味が変化したりした場合などに，定位反射・反応が再び生じる事実から明らかである。

　同一刺激事象が繰り返し発生するという環境の変化は，種々の環境の変化のうち，環境のもっとも単純な変化事態と考えられる。このような環境の変化事態に対する生物の学習形態は，事象への馴化あるいは既知性（familiarity）に関する学習，すなわち馴化（既知）型学習といえる。

3．パブロフ（pavlov）型学習と予測性

　第二のケースは，学習理論では，パブロフ型条件づけ（pavlovian conditioning：Pavlov,1927）の学習パラダイムで研究されてきた。ある一定の環境内で条件刺激（conditioned stimulus）あるいは事象Aと，無条件刺激（unconditioned stimulus）あるいは事象Bという特定の性質をもつ二つの刺激や事象の間に，時間的接近（contiguity）という関係を設定して生物に反復提示すると，それまで無条件刺激が喚起してきた反応（無条件反応：unconditioned response）を条件刺激が引き起こすようになる（条件反応：conditioned response）。

　二つの事象間に生じるこのような関係づけ（連合：association）が形成される条件を微視的（短い時間範囲）にみた場合は，時間的接近が必要になる。一方，より巨視的（長い時間範囲）にみた場合には，二つの事象が時間的に接近して出現する頻度（確率）と時間的に接近しないで出現する頻度（確率）との兼ね合い（確率関係），言い換えれば二つの事象の随伴性（contingency）関係が重要になる（Rescorla, 1967）。随伴性関係とは「事象Aが事象Bを伴う」あるいは「事象Aが事象Bを伴わない」という関係である。どちらをより多く経験したか（確率関係）によって，事象間の関係づけに関する学習は違ってくる。

　事象間の時間的接近あるいは随伴性のいずれによるにしても，生物に事象Aと事象Bの間に，ある特定の関係が存在することを学習させることになる。こ

のような学習は事象Aが事象Bの生起を予測するかどうかという予測性（predictability）に関する学習，つまり予測型学習とみなすことができる。「事象Aが常に事象Bを伴う」という関係の学習が成立した場合は，予測性が完全な事態であり，因果（原因と結果）関係の学習が成立したといえる。

4．オペラント（operant）型学習と制御性

最後のケースは，学習・行動理論では，オペラント型条件づけ（operant conditioning : Skinner, 1938）または道具的条件づけ（instrumental conditioning : Hilgard et al., 1940）とよばれる学習パラダイムで研究されてきた。生物は環境内で受動的に生存しているわけではない。生物は自発的に行動する存在である。ある一定の環境内で生物が自発的に行動したとき，その行動に対してある特性を有する事象（強化刺激：reinforcement stimulus）が随伴された場合，その事象の特性に依存して行動の生起頻度（確率）が増大あるいは減少する。行動に随伴した事象が，当該行動の生起頻度（確率）を高めるように作用する特性をもつ場合，その事象はその行動に対する報酬（reward）となる。対して，行動に随伴した事象が，当該行動の生起頻度を低めるように作用する特性を有する場合，その事象はその行動に対して罰（punishment）となる。

これは生物が自発した行動とその行動の結果との間に存在する関係を学習したものである。行動と行動結果の関係づけの形成には，パブロフ型同様，行動と結果すなわち強化事象の時間的接近関係や随伴性関係が必要である。行動の生起頻度を変化させる他の要因として，行動後に動因や欲求などの緊張が低下すること（動因低減：drive reduction）も，当該行動を確立させる強化要因となる（Hull, 1943）。たとえば空腹時（空腹動因の増大）に摂食行動をとることで空腹動因が低減するが，この動因低減が空腹時の摂食行動を強化し維持すると考えられる。

いずれにしても自発的行動（環境への働きかけ）が環境に対してどのような効果（影響）をもたらすかの学習であり，生物の環境（動因や欲求などの内的

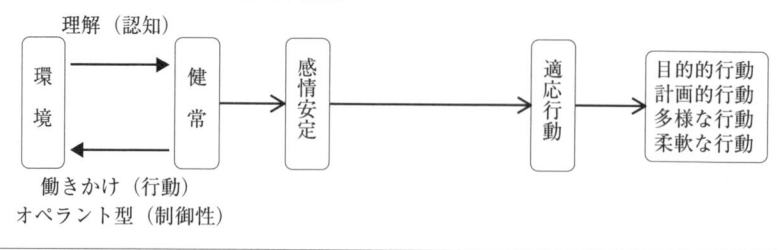

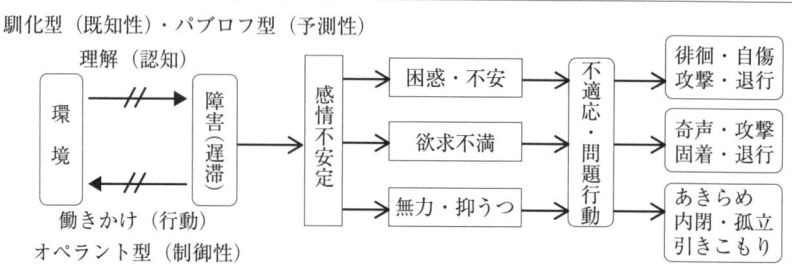

図 4-1　環境との関係に起因する感情状態と不適応・問題行動，および学習型
出所）坂爪一幸：遂行機能障害，記憶障害の認知リハビリテーションにおける学習理論の役割―馴化型・予測型・制御型学習の困難を例として．『認知リハビリテーション』，3 (2)：2-13，1998 を一部改変して引用

環境も含めて）への制御（操作）性（controllability）に関する学習，すなわち制御型学習といえるものである。

　以上をまとめれば，生物が変化する環境内で適応していくためには，環境の変化が既知のものか未知のものかを探知し，環境の変化を予測し，環境に適切にまた効果的に働きかけていく過程が必要不可欠であり，そのための学習形態には馴化（既知）型，パブロフ（予測）型，オペラント（制御）型の各学習が基本型として存在するといえる（図 4-1 参照）。生物はこのような学習機序を生得的に有している。

Ⅲ．記憶障害，遂行機能障害，感情障害と学習

1．学習機序の不全性と頑健性

　馴化（既知）型，パブロフ（予測）型，オペラント（制御）型の基本的な学習機序には，他のいくつかの機能が関係してくる。学習機序が環境の変化に対応して適応的に働くためには，刺激・行動（反応）・強化の各事象自体の認知と記憶，刺激事象間や行動（反応）事象と強化事象間の時間的接近関係や随伴性関係の認知と記憶，各事象の感情価の認知と記憶など，学習に関連する機能が健全であることが必要である。すなわち各学習形態は中核となる学習機序と各関連機能を含んだ学習システムとして営まれている。
　脳損傷後には，認知システムや感情システムが障害されることがある。また認知システムと感情システムの間の連絡の離断や制御・調節システムが障害されることもある。このような場合には，各関連機能や機能システムの障害に対応して学習の変調が生じることが予想される。しかし馴化（既知）型，パブロフ（予測）型，オペラント（制御）型の各学習はさまざまな生物に共通してみられる学習形態であり，系統発生的には古い学習形態であるともいえる。神経系の進化と解体の原理からは，比較的頑健な神経的基盤に基づいた学習機序によって営まれていると考えられる。したがって，脳損傷後に認知や記憶などの関連機能が障害されても，基底の学習機序自体は機能している可能性が高い。あるいは学習機序自体が変調して機能している可能性も考えられる。
　学習型には他にも，洞察学習，問題解決学習，観察学習，模倣学習などがある。これらは馴化（既知）型，パブロフ（予測）型，オペラント（制御）型の各学習型よりも高次の学習型とみなされている。また人間に特徴的な学習型でもある。しかしこれらの高次で複雑な学習型の基本的な原理や機序は馴化（既知）型，パブロフ（予測）型，オペラント（制御）型にみることができる。これらの基本的な学習機序の上に高次の認知システムが絡んで営まれている学習

型と理解することもできる。

　ここでは基本的な学習型と脳損傷後の認知システムや制御・調節システムや感情システムに生じる障害のうち，特に記憶障害，遂行機能障害，そして感情障害と学習との関係を例にして学習システムの障害について述べる。

2．記憶障害と学習の変調

　記憶の過程は一般的には，記銘・保持・想起の三段階から理解されている。また記憶の情報処理モデルでは情報の保持時間の観点から，記憶を感覚記憶（sensory memory），短期記憶（short-term memory），長期記憶（long-term memory）に分けている。短期記憶は情報の制御や操作という側面を強調した場合，作動記憶（working memory）とよばれている。記憶情報の内容という点からは，長期記憶を宣言記憶（declarative memory）と手続記憶（procedural memory）に分け，さらに宣言記憶のうち個人的な時間・空間的枠組みに組み込まれた情報の記憶をエピソード記憶（episodic memory），また時間的・空間的枠組みから独立した情報を意味記憶（semantic memory）に分類している。このような記憶の分類は，記憶の実験心理学的および認知心理学的研究や，記憶障害例の臨床的研究に基づいたものである。

　このような記憶の各過程の障害後の詳細な症状や病像は記憶システムの障害の項に譲り，ここでは記憶の一般的な障害として，新しい経験を覚えられない状態（記銘障害）と以前の経験を思い出せない状態（想起障害）とを一括して扱い，学習形態との関係を考えてみる。

　環境内に生起したある特定の未知の事象が適切に記憶されない場合，その事象自体に関する情報が正確に保持されないだけでなく，当該事象に対する既知性が学習されない事態も生起する。事象に対する既知性の獲得が遅延したり確立したりせず，事象が最初の新奇性や未知性を保ち続けるとしたら，新奇刺激に対する定位反射・反応の消失が遅れたり消失しないという事態が発生する可能性がある。その事象に対する慣れがいつまでも生じず，定位反射・反応が生

起し続けることになる。これは馴化（既知）型の学習が妨げられた事態ともいえる。その結果，行動上は落ち着きがなく，そわそわとした態度で，注意の散漫さ，集中力や持続力の低下が観察されてくる。

　このような事態をもう少し広く考えた場合，記憶障害の患者では，環境に対する既知感や熟知感が十分に確立しない事態が発生している可能性がある。自分の周囲の状況が既知感や熟知感に欠ける場合，環境内での自身の見当づけに困難が生じてくると思われる。見当づけの基盤があいまいになり，"自分が今，どのような状況にいるか"という見当識に低下が生じることが予想される。

　新しい経験を記銘することが困難であったり，以前の経験を適切に想起できない場合，馴化（既知）型の学習のみならずパブロフ（予測）型の学習も影響される。事象間の予測関係を学習するためには，各事象の時間的接近関係や，生起頻度すなわち以前にどのくらいの割合や確率である事象が別の事象を伴ったか，伴わなかったかという随伴性（相関）関係を感知し認知し記憶している必要がある。これが適切に機能しなくなる。さまざまな種類の事象が次から次へと生起している日常生活は，このような事象間の関係が多重で階層をなし，切れ目なく，編み目のように入り組んだ予測関係が連続した事態である。環境内に生起する変化の予測関係の学習が困難な場合，"これから何が起きるのか"，"次に生起するのは何か"，といった状況の認知や理解が低下して，環境の変化に対する予期行動（anticipatory behavior）や準備行動（preparatory behavior）がとれず，その結果最終的な完了行動（consumatory behavior）が適応的でなくなると予想される。

3．遂行機能障害と学習の変調

　遂行機能の概念はルリア（Luria, 1966, 1980）に始まり，レザック（Lezak, 1982）が明確に定義している。レザックは遂行機能を次の4つの構成要素からなると概念化している。遂行機能には①行動や活動の意図（volition），②意図した行動手順の計画（planning），③実際の行動（purposive action），④行動

の最適化(effective performance)の一連の過程が含まれるとしている(Lezak, 1995)。言い換えれば,目標指向的な行動を立案し,実行手順を計画し,実行行動の結果を検証し,最適で効率よく行動するように行動を修正する機能といえる。したがって,遂行機能は種々の認知機能や運動機能を統合し制御する働きを含み,各機能の上位に位置する機能でもある。

遂行機能が障害された場合,日常生活を適応的に送るうえで種々の困難さが出現する。行動障害の原因として,行動の開始困難,自発性の減退,行動や認知の転換や持続の困難,行動の抑制の困難や衝動性,誤りの修正困難などが指摘されている(加藤ら,1996)。他の認知機能や知的機能に明らかな障害がなくても,遂行機能に障害があると日常生活や社会生活で不適応な行動が多発したり,最適な行動や効率化された行動ができず,無駄で余計な行動が多くなったりする。このような事態を学習システムの観点からとらえれば,遂行機能障害を有する患者が日常生活や社会生活でおこなう自発的な行動に,効果的な結果(強化事象)が適切に随伴されていない事態とみることができる。また自発的な行動がうまくいかず,種々の失敗を繰り返したり,周囲から注意されたり,叱られたりする場合は,自発行動に不快な感情の発生を伴う事象が随伴しており,一種の罰事態に頻繁に遭遇しているともいえる。その結果,各種の自発行動の生起頻度や維持が低下する可能性が存在する。

4.感情障害と学習の変調

脳損傷後には感情に障害が起きることも少なくない。脳損傷後に多くみられる感情の障害は,平板化と易変化である。これらは感情の量的な変調といえる。一方,脳損傷後には抑うつや躁状態など感情の質的な変調が起きることもある(坂爪,2003b)。ここでは感情の量的な変調と学習との関係を述べる。

感情の平板化では,喜んだり,悲しんだりなどの感情表出が少なくなる。感情の起伏が乏しくなり,本来ならば感情が生起してもよい状況でも,感情の動きがみられなかったり,弱かったりする。このような状態にある患者では,表

情に喜怒哀楽がなく無表情であったり，表情に細やかな変化がなかったり，感情的な交流感が乏しかったり，対人的な接触が粗雑であったりといった印象を受ける。状況に応じて，感情が適切に変動しない「感情的無関心」，感情の起伏が全くない「感情鈍麻」がある。「感情的無関心」は，右大脳半球損傷の患者に多い傾向がみられる。

　感情の易変化は，嬉しい，悲しいなどの感情の動きが激しくなった状態である。感情は健常時には適度に抑制されて，状況に即して表出されている。感情の易変化ではこの抑制が弱くなる。そのために感情の変化の度合いが通常よりも大きくなり，結果として感情表出が激しくなる。これが強くなると，少しの刺激で感情が急に変化する。たとえば，家族のことを尋ねると急に泣き出したりする。このような状態は「感情失禁」とよばれている。「感情失禁」では，感情の喚起に関連のある情報（刺激）への感情反応といった特徴があるが，「強迫泣き」や「強迫笑い」では，関連情報（刺激）が存在しなくても，突然泣き出したり笑い出したりなど，感情が強く表出され抑制できない状態を示す。このような感情の爆発的な表出は中脳や間脳や脳幹部領域の限局性の損傷や，両側の大脳半球を比較的広範に損傷された場合に多い。

　感情の易変化と平板化という状態は，実際には脳損傷患者に同時に観察されることが多い。感情の変化が大きい状態と小さい状態との共存は，自発的な感情と反応的な感情との違いによる。つまり，患者自身が自然な状況下で自発的に表出する感情は変化が少なくなっているが，周囲からの刺激や情報に対して反応的・応答的に喚起される感情は変化が大きくなっているためである。

　学習・行動理論的には，行動が変化するには，強化刺激が行動に伴われなければならない。強化刺激は通常は快または不快といった感情価をもつ刺激である。別な言い方をすれば，強化刺激とは快または不快といった基本的な次元の感情を引き起こす力をもった刺激である。このような強化刺激が行動に伴われると，行動の生起頻度が変化する。快刺激は報酬として働き，行動の生起頻度を高める。一方，不快刺激は罰として働き，行動の生起頻度を低める。簡単にいえば，感情価はどのように行動すべきかの手がかりである。

健常時には適切に喚起されていた刺激に対する感情価が，感情の平板化によって喚起されなくなったり，または感情の易変化によって過剰に喚起されてしまえば，行動の生起頻度が適切に調節されない事態が生じてくる。自発的におこなわれた行動が，その行動に伴って生じた結果に依存して，適切に調整されなかったり，誤って調整されてしまうことになる。たとえば，ある行動に対して賞賛したり叱ったりしても，何ら効果がなかったり，逆に効果が過剰に現れたりすることになる。感情障害によって，言語的な働きかけ（指示）が適切な強化力を失ったともいえる。

　このような感情の変調によって，日常の行動が適切に調節されないと，日常生活の自立やリハビリテーション治療時に必要とされる介助に重大な影響を与える可能性が報告されている。感情障害の存在が日常生活の自立を妨げ，リハビリテーション治療時に治療担当者が身体的にも精神的にも多大な介助を提供していることが明らかにされている（坂爪，2003b 参照）。これは学習・行動理論的には，行動に明確な変化が生起していないということであり，感情障害に起因して，強化刺激が感情を適切に喚起せず，行動の変化に必要な強化力を提供していないためとも考えられる。

Ⅳ．学習の変調と感情反応の発生

1．既知性の低下と不安感

　馴化（既知）型学習事態において，環境内に生起した特定の事象に対する慣れが生じなくて，当該事象に既知感や既知感をもてないような場合，どのようなことが生物に起こるであろうか。

　一般に事象が新奇な場合，定位反射や防御反射が生じるが，事象が有害でも有益でもない場合，馴化（既知）型学習によって慣れが発生する。その結果，これらの反射は減弱し消失する。逆に，事象が有害ないしは有益な結果をもたらすものである場合は，慣れの反対現象として，その事象や類似の事象に対し

て敏感になる鋭敏化（sensitization）現象が生起することもある。

　馴化（既知）型学習が低下した場合，定位反射や防御反射や鋭敏化現象が継続的に生起し，進化の過程で獲得してきた新奇なものに対する恐怖感や，未知の状況に対する不安感や困惑感といった感情反応が発生してくる。

2．予測性の低下と不安感

　パブロフ（予測）型学習事態において，事象間の予測性を不可能にした場合，どのようなことが起こるであろうか。次のような実験例がある。

　セリグマン（Seligman, 1968）は，はじめにラットに食餌を報酬としてレバー押し反応を形成した。次に同じ場面で，一方の群（電撃予測可能群）には信号の提示に続けて電撃を与えた。他方の群（電撃予測不可能群）には信号と電撃を無関係に提示した。その結果，予測可能群では信号提示中のレバー押し反応は抑制されたが，信号がない時期にはレバー押し反応は回復した。一方，予測不可能群では，レバー押し反応は信号の有無に関わらず終始抑制され続けた。これは電撃の予測性が存在しないために慢性的な恐怖（あるいは不安）状態に陥ったためと解釈された。

　同様に，ワイス（Weiss, 1970）は電撃の予測可能性の効果を胃や腸の潰瘍の発生程度を指標にして検討した。結果は予測不可能な条件では，予測可能な条件よりも，ストレス性潰瘍の発生が高かった。

　生物には予測不可能な事態を"好まない"傾向が存在するということを明らかにした実験もある。これは PSS（preference for signaled shock）現象とよばれている。ロッカード（Lockard, 1963）は相互に行き来できる2部屋で構成された実験装置を用いて2群のラットに光刺激と電撃の条件づけをおこなった。実験群には光刺激と電撃を対提示し，電撃の到来を光刺激が予告するように条件を設定した。統制群には光刺激と電撃が無関係に提示され，両事象間に予測関係は存在しなかった。電撃は両方の部屋で同時に提示されるように設定した。訓練が進行するにつれ，実験群のラットは電撃が光刺激によって予告される部

屋に長くとどまるようになったが，統制群のラットが各部屋を選択した確率は約50％ずつであった。

　このような現象は，バーライン（Berlyne, 1960）やパーキンス（Perkins, 1955）の仮説，すなわち生物は常により確実な情報を求めようとする，という考え方に基づいて説明されることが多い。これらの現象はヒトを被験体とした実験でも確認されている（Badia et al., 1966 ; Price et al., 1972）。いずれにしても，確実な情報が存在しない場合，不安感が発生しやすいといえる。

3．制御性の低下と無力感，抑うつ感

　オペラント（制御）型学習事態で制御性を不可能にした場合，生物にはどのようなことが起こるであろうか。次のような実験がある。

　セリグマンら（Seligman et al., 1967）はイヌを被験体にして3群に分けた。どの群のイヌも実験装置に固定された。実験は2期に分けておこなわれた。第一期では，第一群のイヌには後ろ足に電撃が提示されたが，目の前のパネルを鼻で押すことによって，電撃を終了させることが可能であった（逃避可能群）。第二群のイヌは第一群のヨークト・コントロール群で，第一群のイヌが電撃を受けたとき，同じ電撃が同様に提示された。しかしパネルを押しても電撃は終了しないように設定されていた（逃避不可能群）。第三群のイヌはコントロール群であり，電撃は提示されなかった。

　この実験で重要な点は，第一群と第二群のイヌは強度も持続も提示パターンも全く同一の電撃を経験するという点である。唯一の条件の違いは，第一群のイヌは電撃の終了を自身で制御できるが，第二群のイヌは電撃の終了を自身では制御できないという点である。

　続く第二期には，全群のイヌにシャトルボックス（交互に行き来が可能な部屋で作られている）を使用して電撃の逃避－回避訓練学習が実施された。イヌはシャトルボックス内に入れられ，警告信号の刺激を提示後に電撃が与えられた。電撃を受けないためには，イヌは警告信号が提示されたとき別のボックス

に回避する必要がある。

　このような訓練による電撃の逃避－回避行動は，第一群の逃避可能群と第三群のコントロール群のイヌではほぼ同じ程度に速やかに成立したが，第二群のヨークト・コントロール群では訓練期間を通じてあまり改善がなかった。ヨークト・コントロール群で観察されたこの学習の遅滞は，第一期で経験した電撃の制御が不可能であるという学習の成立が原因と考えられた。自身の行動が電撃の終了とは関係がないことを学習してしまった結果，後の学習が妨げられたのである。

　このような現象は学習性無力感あるいは絶望感 (learned helplessness) とよばれ (Maier et al., 1969, 1976)，さまざまな種の生物や学習課題で観察されることが確認されている。

　これは自発的な行動が環境に変化を引き起こすことができる（環境を操作できる），という制御性に関する学習が低下した状態ということもできる。環境に対する制御性が低下した場合，学習面での困難さ，すなわち後続の学習が阻害されるようになる。さらに情意面での問題も出現する。無力感や抑うつ感や意欲低下が発生してくる。前述のヨークト・コントロール群のイヌの場合，毛並みが悪くなり，食欲が落ち，活動性が低下し，新たな学習が困難になる。人間の場合でいういわゆる無力・抑うつ状態様の変化が外観や行動に生じてくる。

　環境の制御や環境への対処が困難な場合一般に，このような無力感や抑うつ感や絶望感が学習され蓄積されることが知られている (Seligman, 1975 ; Peterson et al., 1993)。人間の場合は，制御性の困難さの原因を何にまたどのように帰属するかという認知的な説明スタイル（個人性・永続性・普遍性の三側面からなる）の違いに依存して，無力感の発生や程度が異なってくる。制御の困難さの原因を，自分あるいは他におくか（個人性），長く続くか短期とみるか（永続性），当該事態に限るか他の事態にもあてはめるか（普遍性），どのように考えるかによって学習性無力感の状態は違ってくる (Garber et al., 1980 ; Peterson et al., 1993)。

V. 適応行動の減少と問題行動の発現と増加

1. ストレス事態と情動反応

　記憶障害や遂行機能障害を有する場合，前述のように，学習システムが適切に機能しないかあるいは不適切に機能した結果，環境に対する適応行動が減少してくる。

　日常生活上の適応行動の減少を引き起こす環境の予測性や制御性の低下は，後続の新たな学習の生起や形成を妨げるだけでなく，予測なく発生した事象や制御困難な事象の生起は，それ自体が強いストレス性を有する。

　ある有害なあるいは不快な事象が制御困難であり，その出現を止めたり，それから逃れることができなければ，その事象のストレス性は非常に強いものになる。同様に，不快あるいは有害な事象が予測できずに突然に出現した場合，その事象のもたらすストレス性は最大のものとなる。さらにそのような事象の出現や非出現を知らせる手がかりが何も存在しない場合，ストレス事態は持続的になり，慢性的なストレス状態にさらされ続けることになる。

　ストレス性が強い事態は必然的に強い感情反応を喚起する。そのような事態で通常喚起される感情反応は不安，怒り，抑うつである。ストレス状態が持続する場合には，ストレス要因に対する対処行動の有効性に応じて，感情反応もこれらの間で変動する。各感情状態に対して適切な対処行動がとれない場合，感情の解消行動や，感情状態からの逃避・回避行動がさまざまな形で生起してくる。場合によっては，解消行動や逃避・回避行動が非社会的あるいは反社会的な形で出現する。このような行動が問題行動や不適応行動とよばれることになる（図4-1参照）。

2．既知性や予測性の低下と問題行動

　状況の理解や見当づけが低下した事態では，不安が発生する。この場合，不安を解消したり不安から逃れるためのさまざまな行動が出現する。自分にとって既知のものや状況を探し求め歩き回ったり（徘徊），不安をより強い刺激によって紛らわそうとして自分の身体を傷つけたり（自傷），ものを破壊したり（攻撃），さらには不安の存在しなかった以前の未熟な行動を反復しておこなったりする（退行）。さらに強く不安が高じたときには，泣き叫び，行動の停止（うずくまりや硬直など），多動状態などのパニック様行動が出現する場合もある。適応行動とは対極の，問題行動が発生してくる。

　問題行動が出現した場合，周囲はその行動に注目し，声かけや注意をしたりする。問題行動に対して細やかに配慮し対応しようとする。学習システムからみれば，このような問題行動への応答的な働きかけが，問題行動の生起と持続の強化刺激として作用する可能性がある。問題行動の出現に随伴して周囲が応答するという強化事態が成立している。その結果，問題行動は強化され，生起頻度が高まることが考えられる。

3．制御性の低下と問題行動

　適応行動が減少して，行動の成功経験が乏しくなり，自己効力感が低下した事態では，無力感や抑うつ感が発生する。気分が沈み，感情が枯渇し，落ち込み，消極的になり，引きこもったり，神経症的な傾向が出現したりすることもある。

　無力・抑うつ的な状態に陥ると，活動性が全般に低下し，自発的に行動する機会が減少するため，正の強化を受ける経験が各段に少なくなる。そのため行動の主要な強化因は周囲の関係者からもたらされることが多い。関係者は，抑うつ状態にある人が表出する悲しみや不平や自責的な思考に対して，同情，共感，承認，そして受容などで応答する。抑うつに関連したこれらの行動への周

囲の注目的な応答は，前述のように，無力・抑うつ行動に対する正の強化刺激（報酬）として作用している可能性もある。さらに，抑うつ状態にある人が慰めを拒むとき，周囲の人は遠ざかり，近親者と仲違いする場合もある。その結果，周囲からの孤立が強まり，自発行動に対する強化の機会は著しく減少し，活動性がさらに低下する。反面，抑うつ関連の行動は周囲からさらに注目され，強く強化されるという悪循環に陥る場合もある。

Ⅵ．問題行動の出現の優位性と欲求の階層理論

日常生活のなかで適応行動が減少し，不安や無力や抑うつといった感情状態が発生し持続した場合，それらの感情状態は人間にとって過緊張な状態であり，解消行動が出現する。その解消行動が，社会的に容認できるものではない場合，周囲からは問題行動とみなされる。

このような過緊張な感情状態の解消行動は，他の適応行動に比べて出現しやすい傾向をもっている。このことは実行行動を実際に発現させるエネルギーである欲求の階層性を考慮すると理解しやすい。

マズロー（Maslow, 1970）は，人間の欲求には階層性と優先性があることを主張している。人間の欲求はもっとも基底の生理的欲求（生体の維持と保存の欲求）からはじまり，安全の欲求（生体の安全と保護の欲求），所属と愛の欲求（集団や家庭への所属や愛情関係の欲求），承認の欲求（自尊心や他者からの承認の欲求），そして最高位の自己実現の欲求（自己の可能性の追求の欲求）と階層性をなしていると述べている（欲求の階層理論）。そして下位の欲求がある程度充足されないと，より上位の欲求に基づいた行動は起きないと主張している。空腹が強い場合にはまず摂食行動が出現し，ある程度空腹が満たされなければ，より高次な社会的な行動は出現しないということである。

不安や無力・抑うつといった生体の安全を脅かすような状態にある場合には，そのような状態からの逃避や回避の行動が優先的にとられることになる。不安や無力・抑うつは生体の安全を脅かす状態であり，安全を確保する欲求とその

ための対処行動が最優先される。不安や無力・抑うつに対するこの対処行動が社会的に適切なものであれば問題はないが、遂行機能障害や記憶障害あるいは知能障害の存在が、効果的で周囲が許容できる範囲の対処行動の出現を妨げたり歪めたりしてしまうことが考えられる。その結果、直接的な解消行動としてさまざまな問題行動が出現してくる可能性がある。

　遂行機能障害や記憶障害などを有する患者は、無力・抑うつや不安だけでなく、自分自身に対する当惑感を抱いている者が少なくない。レザック（Lezak, 1978）は脳損傷患者が示す微妙な後遺症として、当惑（perplexity）、注意散漫（distractibility）、そして疲労（fatigue）を指摘している。当惑は「自己能力に対する不信と安心の探索」（Piotrowski, 1937）であり、自己疑惑の状態といえる。注意散漫は無関連な刺激を抑制できず定位反射が亢進した状態であり、既知性の低下が関連する可能性は前述した。疲労は脳損傷患者に強く現れる現象であり、身体的な疲労よりも、精神的な疲労が特に強いことが指摘されている（坂爪，1998，2003c）。これらはいずれも不安や無力・抑うつの発生を容易にする要因でもある。

　患者がこれらの心理・精神状態や障害をかかえて環境に適応して行動していくことは、自己の能力を最大限に発揮していくことを意味する。これは患者にとっては自己の可能性を最大限に広げていくことが要求される事態でもあり、最上位の欲求である自己実現の過程ともみれる。だとすれば、適応行動が出現するためには、下位の欲求が基本的に充足されていることが必要になる。したがって問題行動を発現させる感情的な不安定さが、ある程度改善されなければ、適応的な行動は出現してこないといえる。

Ⅶ. 学習システムからみた対策

1. 既知性や予測性の改善

　人間は環境からの情報を受動的に受け取ってはいない。本来物理的な環境か

らの情報を，これまでの経験的枠組みを基にして認知している。言い換えれば，ある一定の意味的に構造化された認知あるいは知識の枠組みというフィルターを通して環境を理解している。

認知障害や記憶障害あるいは知能障害などのために，この構造化された認知的枠組みが喪失したりあるいは歪んだりした場合，ある一定の構造にしたがって環境を理解することができなくなる。規則性や予測性や意味性に基づいて環境を理解することが困難になる。結果として，環境は未知で混沌とした脅威的な存在となり，感情反応を招きやすいことは前述のとおりである。

記憶障害のために，以前の経験によって環境を構造的に理解する能力が低下したとすれば，一つの手段として，環境の方を可能な限り理解しやすいように構造化する工夫が考えられる（環境調整）。構造化した情報を提供する際には，一般的には視覚様式を利用した方が情報の構造が理解されやすい。このような環境情報の視覚的構造化の考え方は，従来から自閉症の療育場面で活用されている（Schopler et al., 1995）。

失見当識を例にあげてみる。時間の失見当識のために一日の生活を時間的に構造化して理解することが不十分な場合，一日の生活活動の順序を理解しやすい形に構造化（変換）して情報を提供することが考えられる。"いつ，何をおこなうのか"を明確に提示することになる。たとえば，一日の生活活動を視覚的に順序立ててスケジュール化することが考えられる。時間情報を視覚的に具体的に構造化することになる。実際には，スケジュール・ボードに一日の生活活動を具体的活動に各々細分化して絵画化し，順序立てて配列し，各活動の開始と終了をその都度確認してもらうように指導する。

場所の失見当識では，各活動をおこなうべき場所に関する情報を理解しやすく提供することになる。"どこで，何をおこなうのか"を視覚的に具体化した形で提示することになる。たとえばリハビリテーション病院であれば，理学療法室の入り口には歩行練習の写真や絵を表示し，病室から理学療法室までの道順にも要所要所に歩行練習の写真や絵と矢印で進行方向を明示しておく。患者のスケジュール・ボードには対応した時間と歩行練習の写真やの絵を表示する，

といった要領である。

　要するに，"自分が今どこにいて，これから何をするのか"，"いつ，どこで何をおこなうのか"という時間的・空間的情報をできるだけわかりやすい形式で（ここでは視覚的に具体的に），また規則性や予測性や意味性を明確に（情報を構造化）して提供するということである。このような情報の構造化の手続きは，日常生活や社会生活上の種々の課題や活動にも適用できる。課題や活動の実行手順を，本人の状態に合わせてできるだけ明確に具体的に構造化することになる。これらによって，"自分が今どこにいて，これから何をどうすればよいのか"が明確化されることになる。結果として気分的に安定し，より高次の行動や活動が自発されやすくなる。

2．制御性の改善

　遂行機能障害を有する患者は，日常生活や社会生活のなかで適応的にうまくふるまうことができない場合が多い。これは患者自身が自発的におこなう行動が，環境を制御するうえで効果がないことを，日常的に患者に学習させている事態とみなせる。その結果，前述の学習性無力感が発生し，その後の学習の困難，誤った信念（行動が何も効果をもたらさない，行動しても無駄であるなど）の形成と保持，積極性のなさ，意欲低下，感情の起伏の低下，生彩感の乏しさ，抑うつ気分などの変調が生じる可能性がある。抑うつ時には前述のように，自発行動の機会と正の強化の経験（成功経験）が減少し，反面抑うつの関連行動が強化される傾向が存在する。

　環境への制御性の低下や，それに起因した自己効力感の低下が，このような状態をもたらしているとしたら，対応策は制御性の改善ということになる。遂行機能障害を有する患者が日常生活や社会生活のなかでおこなっている適応行動に十分注目し，承認し，応答を返していく。これらを細やかにおこなっていくことが大切になる。このようなきめ細かな応答によって，適応行動の増大，制御性の経験の増加，そして自己効力感を養成していくことが可能と思われる。

リハビリテーション治療や日常生活においては，健常者（治療者）は患者のうまくできない行動（不適応行動）に注目し，あれこれと働きかけや治療的介入を施すのが一般的である．対して，患者が普通におこなっている適応的な行動に対しては無関心な場合が多い．つまり，日常生活やリハビリテーション治療の場面では，患者の機能障害に対しては働きかけや治療介入をするが，適応行動の拡大という視点に立った介入は少ないように思われる．欠損した機能や能力に対して健常性を「注入」することに重点が置かれ，新たな機能や能力の「開発」にはあまり興味を示してこなかったように思える．"できないから，できないことをやらせる"という「訓練」的な考え方を健常者（治療者）が暗黙のうちにいだいている場合が少なくない．そのために，"できないから，できることから始め，可能性を広げていく"という「教育」的な考え方に基づく治療介入の視点は薄いように思える（坂爪, 2003a；坂爪ら, 2000）．前者の考え方に基づく「注入」・「訓練」的治療介入には，学習性の無力感や絶望感を生みだし蓄積させる危険性が存在することを忘れるべきではないであろう．対して，「開発」・「教育」的治療介入は，学習性無力感の対立概念である学習性の支配感（learned mastery）の形成や自己効力感の確認と拡大につながっていく可能性があり，さらに学習性の無力感への"免疫"効果があることも考慮すべきである．また前述した制御の困難さの原因に関する各個人特有の認知的な説明スタイルを理解して，より感情的に安定した方向へ説明スタイルを導くような治療的面接も重要である．

3．学習効果の改善

脳損傷後の感情障害に起因して，環境刺激や言語刺激の感情喚起力が低下してしまうことがある．そのために行動への強化刺激の効果が弱まり，学習機序が適切に働かなくなることがある．学習機序を機能させて行動の変化を引き起こすためには，低下した強化刺激の効果をできるだけ高めることが必要になる．このためには，健常時よりも，① 強化回数を増やす（強化頻度），② 反応に対

して強化をすぐに提示する（即時強化），③強化の総量を大きくする（強化量），④強化刺激をより魅力的で望ましいものにする（強化の質），などの工夫が必要である。つまり，望ましい行動が出現したら，できるだけ早く，好まれる強化刺激を，大量に繰り返し提供することで，学習機序が最大限に機能するように配慮することが大切になる。

　他にも，学習機序をできるだけ効果的また効率的に機能させるためには，次のような点に留意する必要がある。①全身運動により全般的な活性化を促し，行動の自発性を高める，②失敗を正確に経験させて，誤った行動に関する知識を明確にし，自己修正の機会を増やす，③目標とする行動を自ら実行しなくてはならないように環境条件を設定して，自発的な行動の機会を増やす，④治療操作を過剰にしたり，緩急の変化をつけたりして，治療操作への感受性を高める，⑤治療操作の目的を明確に自覚してもらい，治療への動機づけを高める，⑥治療操作や目的を理解しやすくするために，治療操作や目的はできるだけ具体的に説明する，⑦強化刺激（報酬や罰）に対する感受性を高めるために，保たれている感覚受容系を最大限に活用する，⑧自己効力感を高め治療意欲を増すために，治療効果をその都度適切に説明する，⑨治療効果の乏しい治療操作を無用に長期間適用しない。そのような治療操作の適用は無力感を学習させてしまい，さらに抑うつ状態をもたらす危険性がある，⑩治療効果の有無の原因を対象者がどこに帰属させるかによって，治療への意欲が異なってくるので，対象者の性格を考慮した上での治療操作を組むようにする。

Ⅷ. リハビリテーションと学習システム

　これまで記憶障害，遂行機能障害，感情障害を例にして，リハビリテーションにおける学習システムの役割について論じてきた。また生物の基本的な学習型から，適応行動の獲得と開発および不適応行動（問題行動）の予防と修正についての関係を述べた。

　リハビリテーションは，障害や症状の機能的な構造分析と治療からなる。し

かし，ある特定の障害された運動機能や認知機能を対象にして，それに対して治療介入を実施するにしても，主体はあくまで一個の全体としての人間である。したがってそこには，生物に共通する学習機序および学習システムが必然的に作用している。

リハビリテーションの治療介入過程を通じて，障害された運動機能や認知機能を"使用"するという行動を，どのように開発し維持するかが重要になる。機能を"使用"するという行動に対して，どのような種類の強化事象をどのように随伴するかに依存して，機能の"使用"行動自体が影響を受ける。結果として，障害された運動機能や認知機能への治療介入の効果が違ってくることになる。治療介入の対象が，障害された機能やその機能の構成モジュールのような"微視的"行動に対してであれ，問題行動のような"巨視的"行動に対してであれ，学習システムは働いているのである。

障害機能の回復や代償は，見方を変えれば，治療・練習という環境に対する障害機能の行動の変化ともいえる。その変化をいかに効率的に早く生起させ，確立させ，そして維持するかという点に，学習システムの役割が存在するのであろう。

したがって，リハビリテーションに際しては，障害機能の構造分析以外に，行動の強化随伴性構造の分析が必要になる。学習システムの理解が重要である。たとえば，強化の原理，強化刺激（報酬と罰）の効果や特性，強化スケジュールによる行動の維持の違い，患者や課題の状態に適した学習法の存在（分散学習，集中学習，全習法，分習法など），さらには治療介入の効果を検証するための単一事例の実験計画法（これにはスキナーらの実験的行動分析学派が開発や発展に寄与した）など，理論的にも実践的にも重要な役割を果たすことができる部分が非常に多い。治療介入者はこれらの点を理解しておくことが必要である。

リハビリテーションは，障害機能（健常機能を含め）を機能させていく主体としての人間と環境との相互作用（適応）のうえに成立している。この相互作用（適応）の仕方を変化させるのが学習機序や学習システムである以上，リハ

ビリテーションには学習システムを考慮した視点が不可欠である。

【引用・参考文献】

1) Badia, P., McBane, B., Suter, S., et al.: Preference behavior in an immediate versus variably delayed shock situation with and without a warning signal. *Journal of Experimental Psychology*, 72: 847-852, 1966
2) Berlyne, D. E.: *Conflict, Arousal and Curiosity*, McGraw-Hill, New York, 1960
3) Garber, J., Seligman, M. E. P.: *Human Helplessness; Theory and applications*, Academic Press, New York, 1980
4) Hilgard, E. R., Marquis, D. G.: *Conditioning and Learning*, Appleton-Century-Crofts, New York, 1940
5) Hull, C. L.: *Principles of Behavior*, Appleton-Century-Crofts, New York, 1943 (能見義博, 岡本栄一 (訳):『行動の原理』, 誠信書房, 1960)
6) 加藤元一郎, 鹿島晴雄:遂行機能,『精神科臨床検査法マニュアル (臨床精神医学1996年12月増刊号)』, pp. 171-179, 国際医書出版, 1996
7) Lezak, M. D.: Subtle sequelae of brain damage; perplexity, distractibility, and fatigue. *American Journal of Physical Medicine* 57: 9-15, 1978
8) Lezak, M. D.: The problems of assessing executive functions. *International Journal of Psychology* 17: 281-297, 1982
9) Lezak, M. D.: *Neuropsychological Assessment*, 3rd ed, Oxford University Press, New York, 1995
10) Lockard, J. S.: Choice of a warning signal or no warning in an unavoidable shock situation. *Journal of Comparative and Physiological Psychology* 56: 526-530, 1963
11) Luria, A. R.: *Higher cortical functions in man*, Tavistock, London, 1966
12) Luria, A. R.: *Higher Cortical Functions in Man*, 2nd ed, Basic Books, New York, 1980
13) Maier, S. F., Seligman, M. E. P., Solomon, R. L.: Pavlovian fear conditioning and learned helplessness; Effects on escape and avoidance behavior of (A) the CS-US contingency and (B) the independence of the US and voluntary responding, Campbell, B. A., Church, R. M. (eds): *Punishment and Aversive Behavior*, pp. 299-343, Appleton-Century-Crofts, New York, 1969
14) Maier, S. F., Seligman, M. E. P.: Learned Helplessness; Theory and evidence. *Journal of Experimental psychology: General* 105: 3-46, 1976

15) Maslow, A. H.: *Motivation and Personality*, 2nd ed, Harper & Row, New York, 1970（小口忠彦（訳）:『人間性の心理学—モチベーションとパーソナリティ』, 産業能率大学出版部, 1987）
16) Pavlov, I. P.: *Conditioned Reflexes; The physiological activity of the cerebral cortex*, Anrep, G. V. (trans): Dover Publications, New York, 1927（川村浩（訳）:『大脳半球のはたらきについて—条件反射学』, 上・下巻, 岩波書店, 1975）
17) Perkins, C. C. Jr.: The stimulus conditions which follow learned responses. *Psychological Review* 62: 341-348, 1955
18) Peterson, C., Maier, S., Seligman, M. E. P.: *Learned Helplessness ; A theory for the age of personal control*, Oxford University Press, New York, 1993（津田彰（監訳）:『学習性無力感—パーソナル・コントロールの時代をひらく理論』, 二瓶社, 2000）
19) Piotrowski, Z.: The Rorschach inkblot method in organic disturbances of the central nervous system. *Journal of Nervous and Mental Disease* 86: 525-537, 1937
20) Price, K. P., Geer, J. H.: Predictable and unpredictable aversive events; Evidence for the safety-signal hypothesis. *Psychonomic Science* 26: 215-216, 1972
21) Rescorla, R. A.: Pavlovian conditioning and its proper control procedures. *Psychological Review* 74: 71-80, 1967
22) 坂爪一幸:脳損傷患者の疲労感の実態と形成要因.『浦和短期大学研究紀要（浦和論叢）』, 19:161-177, 1998
23) 坂爪一幸:「障害」と「治療」の意味—障害・リハビリテーション心理学の視点から.『学術研究；教育心理学編』, 51:29-47, 2003a
24) 坂爪一幸:自立を妨げる精神機能障害は—感情・意欲・注意・知能・遂行機能・人格の障害, 福井圀彦, 藤田 勉, 宮坂元麿（編）:『脳卒中最前線—急性期の診断からリハビリテーションまで』, 第三版, pp. 280-292, 医歯薬出版, 2003b
25) 坂爪一幸:脳卒中後の疲労, 福井圀彦, 藤田勉, 宮坂元麿（編）:『脳卒中最前線—急性期の診断からリハビリテーションまで』, 第三版, pp. 299-300, 医歯薬出版, 2003c
26) 坂爪一幸, 本田哲三:小児の認知障害のリハビリテーション.『小児科』, 41(7):1305-1314, 2000
27) Schopler, E., Mesibov, G. B., Hearsey, K.: Structured teaching in the TEACCH system, Schopler, E., Mesibov, G. B. (eds): *Leaning and Cognition in Autism*, pp. 243-268, Plenum Press, New York, 1995

28) Seligman, M. E. P., Maier, S. F.: Failure to escape traumatic shock. *Journal of Experimental Psychology* 74: 1-9, 1967
29) Seligman, M. E. P.: Chronic fear produced by unpredictable electric shock. *Journal of Comparative and Physiological Psychology* 66: 402-411, 1968
30) Seligman, M. E. P.: *Helplessness ; On depression, development, and death*, Freeman, San Francisco, 1975 (平井久, 木村駿(監訳):『うつ病の行動学—学習性絶望感とは何か』, 誠信書房, 1985)
31) Skinner, B. F.: *The Behavior of Organisms ; An experimental analysis*, Prentice-Hall, New Jersey, 1938
32) Weiss, J. M.: Somatic effects of predictable and unpredictable shock. *Psychosomatic Medicine* 32: 397-408, 1970

後　記

　"……強い感嘆と畏怖の念をもって，心を満たすものが二つある。我が上なる星空と我が内なる道徳律とである"。哲学者カント(Kant, I.)の著書『実践理性批判』の結論にある一句であり，カントの顕彰碑に刻まれたという。著者の好きな言葉の一つである。

　"星空"という「因果性」の支配する自然世界のなかで，「自由意志」を持つ存在であるからこそ，"道徳律"を重んじて自らを律する義務感を抱く人間の精神は尊い。カントを始めとする，このような問題の深い哲学的考察は，著者の理解の範囲を超えている。しかし著者にとって，高次脳機能障害や発達障害という「因果性」が支配する自然現象と，その一方で「自由性」の意識をもって生活している「者」としての存在性は，「人間」や「心」を理解するうえで考えずにはいられない根本的な問題である。

　高次脳機能障害や発達障害によって「因果性」に従って生じる"困難さ"の解明，また生きていく存在としての「自由性」の制約から生じる"苦悩"の理解，そしてリハビリテーションや教育などの支援，これらには深くて広い「人間」観が根本に要求される。本書がこれらの問題を考えるささやかなきっかけになれば，著者としてはこの上ない"喜び"である。

　高次脳機能障害や発達障害を持たれた方々やご家族など関係者の方々が，日々の生活活動やリハビリテーション活動や教育活動のなかで，さらにはどのような場面での活動であっても，活動することを通じてさまざまな"喜び"を経験して，"困難さ"や"苦悩"から解放され，そして唯一無二の自分自身の存在性の意味を築き上げられますことを心から祈っております。

2007年3月

坂爪　一幸

欧文索引

A

activities 22
agnosia 82
agrammatism 72
Alzheimer 154
amnesic aphasia 70
amnestic syndrome 114
anomia 70
anomic aphasia 70
anosognosia 91
anterograde amnesia 114
apathetic-akinetic syndrome 143
aphasia 64, 69
aphasia associated with cortical degenerative disease 73
apperceptive visual object agnosia 82
asomatognosia 90
association 184
associative visual object agnosia 83
attentional capacity or focused attention 134
auditory agnosia 84
auditory agnosia for nonspeech sound 85
auditory sound agnosia 85
autobiographical memory 109
automatic processing 123
autotopagnosia 90

B

Babinski, M. J. 92
Balint syndrome 88
behavior therapy 17
behaviorism 7
Benson, D. F. 153
Binet, A. 9
black box 7
body functions and structures 22
body image 104

body space 76
Broca's aphasia 72
buccofacial apraxia 101

C

Capgras syndrome 145
Cattel, R. B. 147
chunk 107
client-centered therapy 17
cognitive behavior therapy 18
cognitive neuropsychology 13
cognitive rehabilitation 157
cognitive therapy 17
cognitivism 8
color agnosia 84
conduction aphasia 70
confabulation 115
confusion 131
Confusional State 48, 131
constructional disorder 102
contiguity 184
contingency 184
controllability 186
controlled processing 123
cortical tactile disorder 86
counseling 17
Cummings, J. L. 153

D

Darwin, C. R. 10
declarative memory 107, 188
defective route finding 89
delirium 131
dementia 153
denial of illness 92
Descartes, R. 31
diencephalic or thalamic amnesia 117
differential psychology 9
directed attention 133
directive counseling 18

disability 21
disinhibited syndrome 143
disorientation 115
dressing disorder 104
dysexecutive syndrome 142

E

echolalia 71
environmental dependency syndrome 43, 144
episodic memory 107, 188
executive dysfunction or dysexecutive syndrome 44
executive functions 125
explicit memory 110
extrapersonal space 76

F

familiarity 184
finger agnosia 91
fluent aphasia 69
Freud, S. 9
frontal lobe amnesia 116
functioning 22

G

Galton, F. 9
generalized attention 131
Gerstmann syndrome 91
Geschwind, N. 13, 121
global aphasia 73
Goldstein, K. 13

H

habituation 183
handicap 21
Hebb, D. O. 13
hemiasomatognosia 90
hemispatial neglect 87
humanistic psychology 11
Huntington 155

I

ICF 22
ICIDH 21
ideational apraxia 100
ideomotor apraxia 99
immediate memory 108
impairment 21
implicit memory 110
intelligence 145
Intelligence Quotient 35
intention 125
IQ 35
isolation syndrome of speech area 72

J

jargon 66
jargon aphasia 71

K

Kahn, R. L. 92
Korsakoff's syndrome 115

L

landmark agnosia 89
learned helplessness 195
learned mastery 202
Liepmann, H. 98
limb kinetic apraxia 98
logorrhea 71
long-term memory 107, 188
Luria, A. R. 13

M

Maslow, A. H. 12
metamemory 110
Miller, G. A. 107
mixed transcortical aphasia 72
modality specific amnesia 118
motor aphasia 72
motor impersistence 135
motor neglect 88

N

neglect syndrome　88
neologism　71
neuropsychological rehabilitation　157
neuropsychology　12
nondirective counseling　17
non-fluent aphasia　72

O

operant conditioning　185
oral apraxia　101
organic amnesia　114
orienting reflex or response　122, 183

P

paragrammatism　71
paramnesia　115
paraphasia　66
parapraxia　97
Parkinson　155
participation　22
Pavlov, I. P.　184
pavlovian conditioning　184
peripersonal space　76
perseveration　98
Pick　154
Post Traumatic Stress Disorder
　: PTSD　30
predictability　185
press of speech　71
primary progressive aphasia　74
procedural memory　107, 188
prosopagnosia　83
prospective memory　110
psychoanalisys　9
psychoanalytical therapy　17
psychogenic amnesia　114
punishment　185
pure word deafness　84

R

Raven, J. C.　151

recent memory　108
reduplicative paramnesia　115, 145
rehabilitation　21
remote memory　108
retrograde amnesia　115
reward　185
right-left discrimination disorder　91
Rogers, C. R.　12

S

Schneider, K.　38
Schneider, W.　123
Seligman, M. E. P.　194
semantic memory　107, 188
sensory amusia　85
sensory aphasia　71
sensory memory　105, 188
sensory neglect　88
Shiffrin, R. M.　123
short-term memory　106, 188
Simon, T.　11
simultanagnosia　83
slowly progressive aphasia　73
somatoparaphrenia　90
somatosensory agnosia　85
spatial agnosia　86
Spearman, C. E.　146
subcortical aphasia　73
sustained attention or vigilance　134

T

tactile agnosia　85, 86
tactile anomia　86
temporal lobe amnesia　116
Thurstone, L. L.　146
topographica disorientation　89
topographical amnesia　89
topographical memory loss　89
total aphasia　73
transcortical motor aphasia　72
transcortical sensory aphasia　70
transient global amnesia　117

U

utilization behavior 43, 144

V

Vigotsky, L. 122
visual agnosia 82
visual, auditory and tactile memory 109

W

WAIS-Ⅲ 35

WAIS-R 35
Watson, J. B. 7
Wechsler Adult Intelligence Scale Revised 35
Wechsler, D. 146
Weinstein, E. A. 92
Wernicke's aphasia 71
working memory 107, 188
World Health Organization : WHO 21
Wundt, W. 5

和文索引

あ

「合図・象徴」行為　98,99
アルツハイマー病　60,154
アントン（Anton）症候群　48,92
意識混濁　130
意識主義心理学　5
意識障害　48
意識変化　130
一過性全健忘　117
意味記憶　107,188
　　──の障害　112
意味性（語性）錯語　66
因果性　41
ウェルニッケ（Wernicke）失語　48,71
ウェルニッケ領域　71
迂回表現　71
うつ状態　154,157
運動維持困難　135
運動失語　72
運動性無視　88
エピソード記憶　107,188
　　──の障害　112
遠隔記憶　108
オペラント型学習　185
音韻性（字性）錯語　66

か

解消行動　196
回想法　173
外的補助手段　163
「開発」観　50
カウンセリング　17,165
学習システム　181
学習障害　60
学習性支配感　202
学習性無力感　195
覚醒水準・持続機能　121
仮性認知症　157
価値規準　34

価値的苦悩　23
活動制限　22
カプグラ症候群　145
感覚記憶　105,188
感覚失語　71
感覚性失音楽　85
感覚性無視　88
環境依存症候群　43
環境調整的治療介入　160
喚語困難　65
感情失禁　191
感情的無関心　191
感情鈍麻　191
緩徐進行性失語　73
観念運動失行　99
観念失行　100
間脳性（視床性）健忘　117
記憶機能の障害　111
記憶錯誤　115
記憶障害　48,156
　　──のタイプと病巣　114
　　──の認知リハビリテーション　170
機能系　55
　　──の再組織化　162
機能障害・形態障害　21
機能の階層化　60
機能の解体　62
機能の局在化　60
機能の遂行形式の制御障害　140
機能の統合化　60
機能の分化　60
逆向健忘　115
急性錯乱状態　48,156
強迫泣き　191
強迫笑い　191
局在性　13
「巨視」的治療介入　181
近時記憶　108
空間失認　86
空間知覚・認知の障害　80

214 索引

空間の知覚・認知 76
クライエント（来談者）中心療法 12,17
計算障害 65
結晶性知能 147
──の障害 150
ゲルストマン症候群 91
言語機能 64
──の障害 64
言語性記憶の障害 113,118
言語性知能 146
──の障害 149
言語中枢 70
言語的精緻化方略 171
言語的媒介法 170,172
言語野孤立症候群 72
顕在記憶 110
検査法 5
現実見当識訓練 173
健常（正常）29
見当識障害 115
原発性進行性失語 74
健忘（失名詞）失語 70
健忘症状群 114
行為機能の障害 95
高次脳機能障害 14
構成主義心理学 6
構成障害 102
巧緻性の障害 96
行動主義心理学 7
行動障害の認知リハビリテーション 172
行動心理学的評価 166
行動的治療介入 160
行動療法 17
口部顔面失行 101
後方型認知症 154
国際障害分類 21
国際障害分類改訂版 21
国際生活機能分類 21
語健忘 70
心の理論 139
個別的存在 4,33

コルサコフ症状群 115
語漏 71

さ

差異心理学 9,10
錯語 65,66
錯行為 97
錯文法 71
錯乱状態 131
作話 115
作動記憶 107,188
左右認知障害 91
参加制約 22
視覚言語 62
視覚失調 88,134
視覚失認 82
視覚性注意障害 88,134
視覚・聴覚・触覚性記憶 109
視覚的構造化 173
視覚的媒介法 170
色彩失認 84
色彩知覚 84
視空間知覚・認知障害の認知リハビリテーション 169
自己教示法 172
自己的存在 33
指示的カウンセリング 18
肢節運動失行 98
自然法則 32
実験系心理学 5
実験法 6
失行 98
──の認知リハビリテーション 170
失語 64,69
失語性色名障害 84
失語のタイプと病巣 69
失語の認知リハビリテーション 169
失算 65,91
失書 65,91
失調 96
失読 65
失認 82
失認のタイプと病巣 82

索　引　215

失文法　65, 72
疾病の否認　92
自伝的記憶　109
自動的処理　123
自発性の低下　154
自閉性障害　60
社会的存在　4, 33
社会的不利　21
ジャーゴン　66
ジャーゴン失語　71
自由意志　32
「自由性」の障害　41
重複性記憶錯誤　115, 145
手指認知障害　91
馴化（既知）型学習　183, 184
瞬間記憶　108
純粋語聾　85
障害（異常）　29
障害受容　47
障害の多様性　23
障害（の）レベル　21, 22
情報遮断　160
書字（の）障害　65, 69
触覚失認　85, 86
触覚性呼称障害　86
事例法　5
人格変化　159
神経心理学　12
神経心理学的症状　14
神経心理学的評価　167
神経心理学的リハビリテーション
　　　　15, 157
心身機能・身体構造　22
新造語　65, 71
身体空間　76
身体失認　48, 90
身体状態の知覚・認知の障害　81
身体図式　104
身体知覚・認知の障害　81
身体の位置関係の知覚・認知　77
身体の位置・方向感覚・認知の障害　81
身体の状態の知覚・認知　77
身体の知覚・認知　77

身体部位失認　90
身体の部位の知覚・認知　77
　　──の障害　81
心的外傷後ストレス障害　30
心理学的治療法　17
心理学的方法論　1
心理的治療介入　160
随意運動　94
随意（能動）的注意　122
随意的注意の障害　129
遂行機能　125
遂行機能障害　43-44
　　──症候群　142
　　──の認知リハビリテーション　172
遂行形式　140
ストレス事態と情動反応　196
性格の尖鋭化　159
生活機能　22
生活技能訓練　171
生活的治療期　166
制御機能の障害　137
制御障害のタイプと病巣　141
制御（操作）性　185, 186
制御的処理　123
精神観　30
精神性注視麻痺　88, 134
精神遅滞　60
精神分析学　9
　　──療法　17
生物的存在　3, 33
生物の適応形態と学習型　182
世界保健機関　21
責任能力　45
宣言記憶　107, 188
前向健忘　114
潜在記憶　110
全失語　73
全体論　13
前頭前野眼窩部機能障害　143
前頭前野内側部機能障害　143
前頭前野背外側部機能障害　142
前頭葉性健忘　116
全般性注意　133

216 索　引

──の障害　131
全般的治療期　166
前方型認知症　154
せん妄　48, 131, 156
喪失感　90
躁状態　145
相貌失認　83
側頭葉性健忘　116
速度制御手続き法　171
粗大運動　94

た

対象基準空間の知覚・認知の障害　81
代償的治療介入　160
対象の視覚的知覚・認知　74
対象の視知覚・認知の障害　78
対象の触知覚・認知の障害　79, 80
対象の触覚的知覚・認知　75
対象の知覚・認知　74
　──の障害　78
対象の聴覚的知覚・認知　75
対象の聴知覚・認知の障害　79
代償・補償・置換　162
対象を基準にした空間関係の
　　　知覚・認知　76
大脳性色覚障害　84
多幸状態　154
脱抑制　154
　──症候群　143
単一症例実験計画法　169
短期記憶　106, 188
　──（作動記憶）の障害　111
知覚・認知機能の障害　78
地誌的記憶障害者　89
地誌的見当識障害　89
知的機能　145
知的機能障害の種類　149
知的機能の障害　147
知能　145
知能検査　11
知能指数　35
着衣障害　104
注意機能の障害　127

注意欠陥多動性障害　60
注意障害のタイプと病巣　130
注意障害の認知リハビリテーション
　　　171
注意の持続性の障害　129
注意の集中・焦点性の障害　129
注意の選択性の障害　128
注意の配分性の障害　128
注意の容量の障害　127
「注入」観　50
聴覚失認　84
長期記憶　107, 188
超皮質性運動失語　72
超皮質性感覚失語　71
超皮質性混合型失語　72
直接的治療介入　160
治療介入の枠組み　160
治療介入プログラム　166
「治療」観　50
治療的レクリエーション　174
通過症候群　48, 156
手がかり漸減法　171
適応形態　183
手続記憶　107, 188
　──の障害　113
伝導失語　70
電文体発語　66
展望記憶　110
　──の障害　113
「道具使用」行為　99
道具の（強迫的）使用行動　43, 143
統覚型視覚失認　82
統計基準　34
動作化方略　171
同時失認　83, 88
逃避・回避行動　196
特異的治療期　166
読字（の）障害　65, 68
努力性発語　66

な

内観　6
人間観　30

人間性心理学　11
人間の階層性　4
認知行動療法　18
認知主義心理学　8
認知症　152,153
認知症のタイプと病巣　152,154
認知症の認知リハビリテーション　172
認知神経心理学　13
認知リハビリテーション　15,157
　——の時期別対応　166
　——の実施計画　168
　——の実施様式　174
　——の障害別技法　169
認知療法　17
能力障害・能力低下　21

は

徘徊　152,197
パーキンソン病　60,155
罰　185
パニック様行動　197
パブロフ型学習　184
バリント症候群　88
反響言語　71
半身パラフレニー　90
半側空間無視　87
半側身体失認　90
ハンチントン病　155
非言語（視覚）性記憶（の）障害　113,118
非言語性知能　146
　——の障害　150
微細運動　94,65
非指示的カウンセリング　17
皮質下性失語　73
皮質下性認知症　155
皮質性触覚障害　86
皮質性認知症　154
皮質−皮質下混合型認知症　155
皮質盲の否認　92
「微視」的治療介入　181
非随意（受動）的注意　122
　——的注意の障害　128

左半側空間無視　87
ピック病　154
否認　90
病態失認　91,92
病態否認　48
病態無感知　48
非流暢性失語　72
物理的存在　3,33
不適応行動　196
プレス・オブ・スピーチ　71
ブローカ失語　72
ブローカ領域　72
報酬　164,185
補償過程　160
保続　98
補填的環境　173
補填的治療介入　160

ま

街並失認　89
右半側空間無視　87
道順障害　89
無関心　90
無気力　154
無誤謬学習法　171
無視症候群　88
無欲−無動症候群　143
メタ記憶　110
　——の障害　114
問題行動　196

や

様式特異性健忘　117
余剰感　90
予測性　184,185
欲求の階層理論　198

ら

離断性色名障害　84
離断説　13
リハビリテーション　21
　——心理学　12,21

索　引　217

リハビリテーションと学習システム　203
流暢性失語　69
流暢性の障害　65
流動性知能　147

流動性知能の障害　151
領域特異的知識の獲得　171
臨床心理学的評価　166
臨床法　5
連合型視覚失認　83

著者略歴

坂爪一幸（さかつめ・かずゆき），博士（医学）

1979年	早稲田大学教育学部教育学科教育心理学専修卒業
1982年	早稲田大学大学院文学研究科心理学専攻博士前期課程修了
1982年	長野県厚生連リハビリテーションセンター鹿教湯病院心理科
1988年	日本学術振興会奨励特別研究員
1990年	早稲田大学大学院文学研究科心理学専攻博士後期課程単位取得
1990年	長野県厚生連リハビリテーションセンター鹿教湯病院心理科主任
1992年	浜松市発達医療総合福祉センター療育課療育指導係長
1994年	浜松医科大学脳神経外科学研究生
1996年	博士（医学）浜松医科大学
1997年	浦和短期大学福祉科助教授
1999年	専修大学法学部助教授
2002年	早稲田大学教育学部助教授
2004年	早稲田大学教育学部教授（4月）
2004年	早稲田大学教育・総合科学学術院教授（9月：教員組織の改変），現在に至る

臨床心理士，言語聴覚士，臨床発達心理士。日本高次脳機能障害学会評議員・編集委員，日本神経心理学会評議員，日本健康医学会理事・編集委員，関東子ども精神保健学会理事，発達障害学会理事，認知リハビリテーション研究会世話人・編集委員，日本リハビリテーション心理研究会評議員などを歴任。

高次脳機能の障害心理学―神経心理学的症状とリハビリテーション・アプローチ

［早稲田教育叢書24］

2007年3月31日　第1版第1刷発行
2012年2月20日　第1版第2刷発行

著者　坂爪　一幸

編纂所　早稲田大学教育総合研究所
　　〒169-8050　東京都新宿区西早稲田1-6-1　電話　03（5286）3838

発行者　田中　千津子　　〒153-0064　東京都目黒区下目黒3-6-1
　　　　　　　　　　　　　　　　　　電話　03（3715）1501（代）
　　　　　　　　　　　　　　　　　　FAX　03（3715）2012
発行所　株式会社　学文社　　　　　　http://www.gakubunsha.com

© Kazuyuki SAKATSUME 2007　Printed in Japan　　印刷所　東光整版印刷
乱丁・落丁の場合は本社でお取替えします
定価はカバー・売上カード表示

ISBN 978-4-7620-1650-9